高等职业学校"十四五"规划药学类及中医药类专业新形态一体化特色教材
供药学、药物制剂技术、药品经营与管理等专业使用

药 学 概 论

主　编　蒋宝安　谢耀峰

副主编　邓礼荷　张　密　程　艳

编　者　（按姓氏笔画排序）

邓礼荷　肇庆医学高等专科学校

李　娟　贵州护理职业技术学院

张　芳　海南医学院

张　密　铁岭卫生职业学院

陈惠心　贵州护理职业技术学院

蒋宝安　枣庄科技职业学院

程　艳　邢台医学高等专科学校

谢耀峰　鄂州职业大学

华中科技大学出版社
http://press.hust.edu.cn
中国·武汉

内容简介

本教材为高等职业学校"十四五"规划药学类及中医药类专业新形态一体化特色教材。

本教材共分为九章,内容包括绪论、生药学、中药学、天然药物化学、药物化学、药理学、药剂学、药物分析、药事管理与法规。

本教材可供药学、药物制剂技术、药品经营与管理等专业使用。

图书在版编目(C I P)数据

药学概论 / 蒋宝安,谢耀峰主编 .—武汉 :华中科技大学出版社,2023.7
ISBN 978-7-5680-4587-2

Ⅰ.①药… Ⅱ.①蒋… ②谢… Ⅲ.①药物学–高等职业教育–教材 Ⅳ.①R9

中国国家版本馆 CIP 数据核字(2023)第 134665 号

药学概论   蒋宝安   谢耀峰   主编
Yaoxue Gailun

策划编辑:史燕丽
责任编辑:丁 平
封面设计:原色设计
责任校对:刘 竣
责任监印:周治超
出版发行:华中科技大学出版社(中国·武汉)   电话: (027)81321913
         武汉市东湖新技术开发区华工科技园   邮编:430223
录   排:华中科技大学惠友文印中心
印   刷:武汉市籍缘印刷厂
开   本:889mm×1194mm   1/16
印   张:7
字   数:210 千字
版   次:2023 年 7 月第 1 版第 1 次印刷
定   价:39.90 元

高等职业学校"十四五"规划药学类及中医药类专业新形态一体化特色教材编委会

网络增值服务

使用说明

1 教师使用流程

（1）登录网址：http://yixue.hustp.com （注册时请选择教师用户）

注册 ＞ 登录 ＞ 完善个人信息 ＞ 等待审核

（2）审核通过后，您可以在网站使用以下功能：

下载教学资源　　建立课程　　　管理学生　　　布置作业　查询学生学习记录等

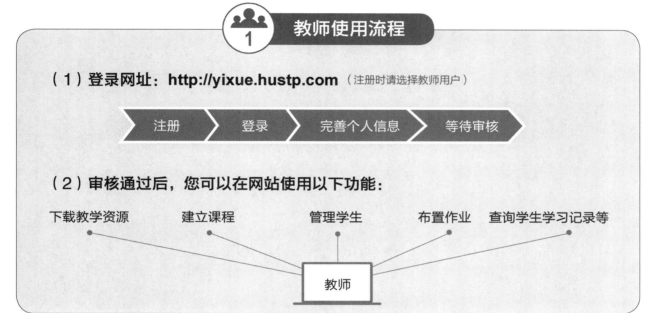

教师

2 学员使用流程

（建议学员在PC端完成注册、登录、完善个人信息的操作）

（1）PC 端操作步骤

① 登录网址：http://yixue. hustp. com（注册时请选择普通用户）

注册 ＞ 登录 ＞ 完善个人信息

② 查看课程资源：（如有学习码，请在个人中心 - 学习码验证中先验证，再进行操作）

选择课程

首页课程 ＞ 课程详情页 ＞ 查看课程资源

（2）手机端扫码操作步骤

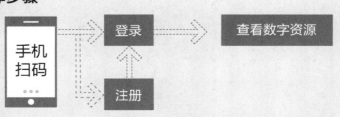

手机扫码　→　登录　→　查看数字资源

注册

前言

"药学概论"是一门药学类及中医药类专业的专业基础课。开设本课程的目的是提高学生的综合素质，使学生一入学就能受到药学知识的启蒙教育，简要了解药学各学科的基础知识和内容，明确药学工作者的职责、任务及使命，巩固专业思想，找准学习方向，激发学习动力，潜移默化地推动后续专业课的具体学习。

教育、科技、人才是全面建设社会主义现代化国家的基础性、战略性支撑。必须坚持科技是第一生产力、人才是第一资源、创新是第一动力。高职高专药学类专业培养的是面向药品生产、流通、服务和管理一线的高素质技能型人才。本教材围绕高职高专药学类专业培养目标，坚持"贴近学生，贴近岗位"的原则，以药学各学科为框架组织课程内容体系的编写。本教材结合培养目标，以有用、实用、够用为度，既确保了内容的科学性、思想性，又提高了学生的药学素养。本教材编写人员均为从事药学教育多年的教授、副教授，并长期在行业一线顶岗实践，多具有"双师型"资格，能准确把握高职高专教育教学的发展规律，能及时了解药学领域发展趋势。本教材的编写保持了以往教材既有的编写体例，同时引入了《中华人民共和国药典》(2020年版)的新内容以及最新的政策法规。本教材在每章最后，增加了小结和目标检测等内容，便于教师教学和学生自我检测。

本教材在编写过程中，得到了各位编者所在学校的大力支持，各位编者尽心尽责，付出了辛勤的劳动。华中科技大学出版社对本书的编写和出版做了大量的工作，在此一并表示感谢。

由于编者水平和能力有限，教材中不足之处在所难免，请使用本教材的广大读者批评指正。

蒋宝安

目录

第一章

绪论

扫码看 PPT

学习目标

1. 掌握现代药学的概念和发展特征，近现代药学的发展现状及特征。
2. 熟悉古代药学发展史及中国古代药物发展史。
3. 了解高职高专药学教育与人才需求。

第一节　药物的起源和药学发展

一、药物的起源

药物是一类用于防治疾病的物质，最早的药物来自天然植物、动物及矿物。药物是人类在长期的生产、生活和与疾病做斗争的过程中发现和逐步发展起来的。人类为维持生存，不断与疾病做斗争。在采集植物、捕捉动物为食的过程中，人们意外发现有些天然植物、动物和矿物有减轻伤痛或解除疾病的功效，便逐步有意识地应用它们来治疗疾病。《史记》载："始教耕，故号神农氏，于是作蜡祭，以赭鞭鞭草木，始尝百草，始有医药。"后世有"神农尝百草而始有医药"的传说。

关于医药的起源，有较多说法。其一是"源于某些圣人"，如"伏羲制九针""神农尝百草""黄帝与岐伯问对"等。不可否认，在人类文明史上确实出现过一些杰出人物，但绝不是某些个人就可以创造和决定历史的，中医药学的创立和发展是集体智慧的结晶。其二是"医源于巫"，有人认为，世界各民族早期医学多源于"巫"。人类各民族在早期，大多经历过一段相当长时间的自然崇拜和神权迷信时代，当时人们相信有鬼神存在，发生疾病是鬼神对人的惩罚，所以巫师们就常用迷信的方式与鬼神沟通，达到为人驱鬼治病的目的。巫师在为人们驱鬼治病的时候，除了搞一些迷信的巫术活动外，通常还会施行一些针、药的治疗，在当时，人们还弄不清究竟是什么起到了治病的作用，因而会被那些巫术所迷惑。历史上也确实有一个阶段，医疗活动被巫师掌握，医学成了巫术的奴仆。但是随着人类认识的进步和医学知识的不断增长，神权思想逐渐动摇，医与巫进行了长期的斗争，医学终于从神权迷信中解脱出来。战国时期的名医扁鹊就曾公开宣称"信巫不信医"为"六不治"之一。这时候人们已经开始认识到医学与巫术在本质上的不同，医学从神权迷信中的解脱促进了医学的进步。其三是"医学源于人的本能"，这种说法是说治疗技术和药物都是起源于人类生来就具有的某些"本能"。持有这种说法的人以某些动物具有本能救护的现象作为例证，如水牛进入水中以解热，猴子拔除刺入身体的异物等，他们抓住这些表面现象，提出了所谓的"本能论"。但是动物的这些活动只停留在一种自我保护的本能，永远不可能成为医学。

按照我国历史进程，伏羲反映了我国原始社会的渔猎畜牧时期；神农氏反映了我国原始社会农业出现的时期，距今六七千年。无论是渔猎畜牧时期的肉食，还是农耕时期的素食，或是更早的采食野生食物，都要有千千万万的人每天进行数次饮食的实践。所谓"饥即求食，饱即弃余"。哪些植物的种子、根块、枝叶、茎干可食或有毒，哪些动物的皮肉、内脏、血髓可食或有毒，哪些湖河山泉的水等可食或有毒，这种通过先民不断实践积累的经验，是完全可以相信的。可食者逐渐被用来充饥和补充人体营养，有毒者则逐渐被认识，人们逐渐积累起毒性反应的各种情况：能使人眩晕，能使人呕吐，能使人泄泻，能使人汗出，甚而不止，能使人尿利……这些毒性反应也可被视为人们对原始药性的感性认识，积累多了，重复出现得多了，就会日益由不自觉的经验积累向着自觉的总结认识过渡，虽然这种过渡是十分漫长的，但这种过渡是不可缺少的。偶然中毒使腹胀、胸闷等病症减轻或消失，人们便认识到物质毒性与药性之间的联系，这正是药物起源的真实历史。这样的实践经验多了，人们的药物知识便更加丰富。

从历史唯物主义和辩证唯物主义的观点出发，医学的创立来源于人类生产、生活的实践，来源于人类与疾病做斗争的实践。"神农尝百草"的传说正是人类在采集植物作为食物的过程中对植物治疗作用的实践，从而认识了药物。传说中的"神农"不只一个，而是有千百个"神农"的共同实践，才积累了丰富的药物学知识。人类的文明进步促进了药学的发展。在人类学会用火以后，人类饮食从"茹毛饮血"发展到吃熟食，这对人类的保健和大脑的发育起到了非常重要的作用。人类从"构木为巢"到学会建筑房屋，从用树叶蔽体到学会纺织，都为自身的保健提供了有力的保障。所以药学是随着社会生产力的发展而发展的。

二、古代药学发展史

（一）古代两河流域与古埃及的药物

1.古代两河流域的药物　从约公元前3000年到约公元前500年，古代两河流域（幼发拉底河和底格里斯河）经历了苏美尔、美索不达米亚、巴比伦、亚述等文明。800余块泥板用苏美尔文字、楔形文字记载了当时常用的藕、橄榄、月桂、桃金娘、鸡尾兰、大蒜等植物药，动物脏器，铜、铁、石油等矿物药，丸剂、散剂、灌肠剂等剂型，溶解、煮沸、滤过等制药方法，以及空腹服药和饭后服药等服药方法。《汉谟拉比法典》（人类历史上第一部完备的成文法典）中有许多关于医药的记载，还记载了一些常用的动物药、植物药和矿物药。《汉谟拉比法典》共282条法规，其中关于医药的法规有40条，记载了不依法典医治的惩罚条款。《汉谟拉比法典》表明，古代美索不达米亚的医生已能使用几百种药用植物，其中许多至今还在应用，如罂粟、亚麻仁、甘草根、没药、香草、肉桂、阿魏、大麻和颠茄等。《汉谟拉比法典》还记载了明矾、硫黄、硝石和铜等矿物药。

古代两河流域的医药是经验医药与巫术的混杂体。美索不达米亚人崇拜的医神是月神，它掌握药草的生长，因此有些药不能见阳光，必须在月光下采集才有效。泥板书的处方中除有效的药物外，还常用多种秽物，如腐臭的面粉、尸灰、河床上的泡沫、蛇肉、烂肉、尿、粪等。他们认为患者不喜欢的，也正是附在患者身上的魔鬼所不喜欢的，把这些秽物附在患者身上或让患者服用，就可以驱走魔鬼。

2.古埃及的药物　《埃伯斯纸草书》是目前发现的较早的药物治疗手册之一，共记载了700余种药物和800余个处方。正文处方用黑字，标题和剂量用红字。旁边还常有"好！我常用它！""一种极好的药物！"等眉批。药物来自植物、动物和矿物，其中绝大多数为内服药。全书厚30 cm，长20～23 m，现存放于莱比锡大学博物馆。《埃伯斯纸草书》在关于宗教、魔术、咒语内容的记载中混杂着准确的诊断、合理的处方和有效的药物相关内容。从中可以发现，古埃及人使用了植物药、动物药、矿物药，人体的唾液、尿、胆汁等也被用作药物。《埃伯斯纸草书》的内容十分广泛，书中记载的对各种疾病的治疗方法奇特而有效。如用铜化合物、海葱、醋、蜜混合制成催吐剂（铜化合物确实具有很强的催吐作用），用牛乳、酵母、麻子油混以蜂蜜制成丸剂用于泻下，用胡荽子、苦艾、杜松果、蜂蜜加上阿片制成治头疼药，将牡牛的肝焙干、研碎治夜盲症。该书还记载了当地人用柳树消炎镇痛的事实，现代医学研究表明，柳树皮中含有治疗风湿热和炎症的乙酰水杨酸中的"水杨酸"。与美索不达米亚人一样，古埃及人也将污秽之物作为药物使用，其指导思想与古代两河流域如出一辙。

（二）古希腊与古罗马的药物

1.古希腊的药物 公元前2000年左右，爱琴海地区出现了一批奴隶制国家，形成了古希腊文化。公元前11世纪，古希腊盲诗人荷马在史诗《伊里亚特》和《奥德赛》中记载了大量古希腊从氏族社会向奴隶制社会过渡的社会风貌及医药使用状况。诗中赞美了医生，描写了许多战伤及其疗法，如拔箭头、敷油膏镇痛、裹绷带、用压迫法止血及用树根粉末止血等。古希腊神话闻名于世，其中的几乎每一个神都主宰人类的某一种疾病，医生则是太阳神阿波罗，他的儿子阿斯克勒庇俄斯（Aesclepius）被古希腊人奉为医神。他一手拿药，一手持杖，杖上缠蛇的形象一直流传下来，成为西方医药行业的标志。古希腊的寺院和神庙往往也是治病场所。人们在神庙遗址中发掘出医药器械柳叶刀、药铲等。患者长途跋涉而来，献上自己的礼品和钱财，在神像下过夜，期望疾病痊愈。这类神庙医学主要依靠矿泉浴、使用药物和心理暗示作用治疗疾病。

古希腊医生希波克拉底（Hippcrates，约公元前460—公元前377年）主张将医学从哲学中独立出来，他认为医学是一门技艺，它必须摆脱哲学家虚妄的思辩，直接指向它的目的——治愈患者；他同时主张将医药学从庙堂医学、祭司手中解放出来，他的著作中从未提及巫术。希波克拉底的医学经验、四体液学说、医德思想在西方影响很大，因此，他被西方称为"医学之父"。他强调用药的目的完全是帮助患者恢复适应自然。他虽然比较注重患者的自然愈合力，但也不忽视有效药物的使用。希波克拉底常用的治疗法是"以毒攻毒"，如诱发咳嗽的药可用来治疗咳嗽，藜芦会引起呕吐和腹泻，他却用此药治疗上吐下泻的患者。他的著作中提到的药物有数百种。希波克拉底更注重饮食疗法。他的著作中提到多种食物的药用功效。

古希腊药物是吸收了外来医药文化，在宗教迷信束缚较少的情况下，在经验医学的基础上发展起来的。

2.古罗马的药物 古罗马大约从公元前800年开始了它的历史。最早生活在这一地区的是伊达拉里亚人，其医药水平比其他文明古国要落后得多。在古罗马帝国时期，古罗马人全盘继承了古希腊的医药成果，并在此基础上有所发展，成为整个西方医药发展史中的一个重要组成部分。

底奥斯考里德（Dioscoriaes）是古罗马历史上的第一个药物学家，他是一位外科军医，有机会随军队转战世界各个地区。他广泛搜集药物资料，于公元77年写成《药物学》专著。书中记载的药物数量相当可观，达900余种。该书第一册记述香料、膏剂和油剂，第二册记述动物药，第三、四册记述植物药，第五册记述酒类药和矿物药。他所记载的药物中至今仍有100余种为医药界所用，他最早描述姜、乌头、氨、芦荟治疗疾病的作用，他熟悉铁有收敛止血的作用，知道鸦片、欧伤牛草和莨菪有安眠的作用。他的《药物学》综合了古罗马的药物知识，代表古罗马药物使用的水平，他被后人誉为"古代西方药物学的先驱"。

公元200年左右，古罗马出现了一位医生盖伦（Galen）。盖伦是继希波克拉底以后西方古代较有影响力的医学家，他一生从事医学研究，对药物研究也有较大的贡献。他的解剖著作影响西方医学1000余年。他的药学著作记载540种植物药、180种动物药及100种矿物药。其中有关于胡椒治疗间日疟、司格蒙旋花治疗黄疸、洋芫荽和芹菜治疗肾脏病的记载。他反对用动物和人的分泌物作为药物。盖伦还经常调制药品，开办制药作坊，制备各种制剂，包括散剂、丸剂、酊剂、酒剂、煎剂、溶液剂、浸剂、醋剂、硬膏剂等。他有好几首药方被沿用至17、18世纪，至今西方药房中那些用物理方法提取制备的酊剂、浸膏剂、流浸膏剂等仍被称为"盖伦制剂"。

古罗马帝国从兴起到衰落经历1000年左右，在这漫长的历史阶段，尤其是全盘吸收了古希腊的文化后，其对世界文明发展有一定贡献。古罗马药物学在古希腊药物学的基础上有了长足的发展，涌现出许多真正的、专业的药物学家，使用的有效药物近千种。古罗马是西方古代医药经验发展的最高时期。

（三）古印度与古代阿拉伯的药物

1.古印度的药物 古印度是世界文明古国之一，有着悠久的药物使用历史。吠陀（Veda）是印度宗教文献和文学作品的总称，由梵文写成，它最早以口口相传的形式流传。吠陀时代始于公元前1500年左右，延至约公元前600年。吠陀中记载了有关古印度药物的信息，当然也充满着巫术。当时记载药物种类最多的是《阿输吠陀》（Ayurveda），在梵文中"阿输"意为"生命、活力、长寿"，此书记载了不少医药知识。书中把医药统分为八类：拔除医方、利器医方、身病医方、鬼病医方、小儿医方、解毒剂论、长寿药科、强精药科。据说该书记载的植物药、动物药、矿物药共700余种。

古印度历史上先后出现了两位名医。公元1世纪贵霜王朝时期，印度名医科拉加（Caraka）在其著作《科拉加集》中提到的草药有500余种，该书集中论述了各种药的性能、培植方法和收集方法。他认为好药必须有四大特点：潜力大、适合治疗疾病、能与其他药混合、能久藏不坏。在那个时代，科拉加要求医院备有草药馆以提供植物药，备有动物馆以提供动物药。这一时期，印度著名外科医生苏斯拉他（Susruta）对药物学的贡献也很大。他的著作《苏斯拉他集》把植物药分成37类，书中提到用酒止痛、用印度大麻熏烟止痛，他最早在手术中用药物止血、止痛。古印度人治病的基础是饮食疗法，并使用植物治疗疾病。他们常用的方剂与其他古国略有不同，有吐剂、吸入剂、粉剂和软膏剂等，各种蒸汽浴也很流行。同时，他们对医学本质、医师执业和医学伦理都做了精辟的论述。苏斯拉他提出"为医四德"，即正确的知识、广博的经验、聪敏的知觉和对患者的同情。

2.古代阿拉伯的药物

公元700年前，阿拉伯人以游牧生活为主，科学文化与医药知识均很贫乏。公元800年左右，阿拉伯世界开始强盛起来，其疆土扩大到埃及、叙利亚、巴勒斯坦、伊朗等地。在以后的五六百年时间，阿拉伯人十分重视吸收各个地区的科学文化知识，在短时期内实现了科学文化的巨大发展。尤其是中国的造纸术传入阿拉伯后，纸已经完全取代原来的羊皮和纸草，这对阿拉伯文化的发展和传播起了很大的作用。阿拉伯人十分重视收集、翻译古希腊典籍。据记载，当时著名的阿拉伯翻译家胡内恩率领助手在不到50年的时间里，把几乎所有重要的古希腊医药书翻译为阿拉伯文，包括《希波克拉底全集》、底奥斯考里德的《药物学》。从9世纪起，古代阿拉伯从翻译医药书转向建立自己的医药体系。

世界上第一个正规的药房出现在阿拉伯，10世纪时，伊斯兰地区的医院普遍设有药房。阿拉伯医生吸收了古希腊、古罗马、古印度、古代中国等国的药物和处方，将药物分为基本药、佐药、协助药、替代药，可替代使用的药物有200余种，如用野鸢尾替代乌头、面粉替代淀粉、鸽子粪替代秃鹫粪、欧伤牛草替代罂粟等。阿拉伯的药物剂型颇具特色，有糖浆剂、舔剂、软膏剂、搽剂、乳剂、油脂剂、香草冷剂、动物器官浸液、金银箔丸等。

阿维森纳（Aivcenna）是阿拉伯著名医生，同时也是一位百科全书式学者。他一生撰写的著作很多，其中最著名的著作为医学巨著《医典》。此书总结了当时传入阿拉伯的古希腊、古罗马、古印度、古代中国医药知识和阿拉伯人自己的医药知识，成书大约100万字。全书不仅有病症描述、治疗方法、药物使用等内容，还十分注重编著的逻辑性，因此该书被阿拉伯和欧洲的学校作为医药教科书使用。此书在800年间再版200余次，直到近代西方医学体系兴起后才被取代。《医典》共分五卷，第一、二卷为生理学、卫生学、病理学内容，第三、四卷介绍疾病治疗方法，第五卷描述药物的成分及制法。《医典》中记载药物800多种，分类记述了常用药的功效、组成、适应证、剂量、用法和毒性。阿维森纳还著有药学专著《心脏病用药集》《蜜醋的性质》等。

12世纪和13世纪，阿拉伯鼎盛时期出现了许多医药学者，他们对药物的研究各具特色。如贝塔尔（公元1197—1248年）把古希腊、古代阿拉伯等国家的药物知识综合起来，写了《药物学集成》一书，该书被誉为阿拉伯最完备的药学著述。其中记载药物约1400种，300种为新增的药物，堪称阿拉伯当时药物知识的总结。

古代阿拉伯在短短的五六百年间吸收、融合了其他民族先进的知识，从一个游牧民族发展为一个跨地区的大国，短时间内实现了科学文化的大发展。阿拉伯医药的发展水平是相当高的，与同时期的我国唐宋时期的医药水平相当。古代阿拉伯对世界科学文化及医药发展具有独特的贡献。

（四）中国古代药物

1.中国古代药物的萌芽时期 中国最早的药物萌芽可追溯到西汉的炼丹术，丹药是中国传统医学中的一种以矿物为主的合成药物。千百年来多以口耳相传，无过多专著流传于世。

战国时期的《山海经》记载药物120余种，动物药种类最多，植物药种类次之。一般药名下均说明其产地、性状、特点、效用或使用方法，如杜衡下有"其状如葵，其臭如蘼芜""可以走马，食之已瘿(医治肿瘤)"的内容。药物使用方法有服、食、佩戴、坐卧、洗浴、涂抹等。

1972年，长沙马王堆汉墓出土了我国古老方书——《五十二病方》。该书现存10000余字，全书分52题（实质上包括100多种疾病），每题都是治疗一类疾病的方法，少则一方、两方，多则20余方。书中收载药物247种，药方约280首。至今仍然在用的药物有多种。由于当时用药经验不丰富，该书中外治方法占很大比例，有外敷法、药浴法、熏法、熨法、灸法、按摩法、角法(拔罐法)等；个别方剂中夹有祝由术。药方中同时记有煮、为丸、浸酒、煎膏等药物使用方法，值得一提的是，书中出现了早期辨证施药的思想。《五十二病方》填补了我国先秦时期医药的空白，反映了当时中国的用药水平。

2.中国古代药物的奠基时期 秦汉时期是我国古代药物的奠基时期，这一时期出现了《黄帝内经》《神农本草经》《伤寒杂病论》等一系列著作和张仲景、华佗等著名医药学家。《黄帝内经》奠定了医学理论基础，《神农本草经》奠定了药物应用的基础，《伤寒杂病论》则奠定了医学理论与药物应用有效结合的基础。这些都标志着秦汉时期的药物发展达到一个较高的水平。

《神农本草经》简称《本经》，托名"神农"所作，实成书于汉代，是中医四大经典著作之一，是已知的最早的中药学著作。相传该书起源于神农氏，代代口耳相传，于东汉时期集结整理成书，成书非一时，作者亦非一人。《神农本草经》是秦汉时期众多医学家搜集、整理、总结当时药物学经验成果而成的专著，是对中医药的第一次系统总结。其中大部分中药学理论、配伍规则以及提出的"七情和合"原则在几千年的用药实践中发挥了巨大作用，是中医药学理论发展的源头。

《神农本草经》全书分三卷，载药365种，以三品分类法，分上、中、下三品，上品120种，能补养，无毒，可久服；中品120种，能补虚，无毒或有小毒，应根据病情酌情使用；下品125种，多为活性强的专科治疗用药，毒性大，不可多服、久服。每药项下载有异名、气味、出处、主治等，另有序例简要地记述了用药的基础理论，如有毒无毒、四气五味、配伍法度、服药方法及丸、散、膏、酒等剂型。《神农本草经》所载365种药中约80%至今仍然在临床使用。《神农本草经》记载的药物疗效，多数真实可靠；该书提出了辨证用药的思想，所论药物适应证有170多种，对用药剂量、时间等都有具体规定，文字简练古朴。该书在隋唐时期广泛流行，宋初时遗失。自其问世以后，历代本草古籍均以《神农本草经》所载药物为基础，随着时代的发展进行添加或修改。

《黄帝内经》是一本综合性的医书，其提出了中医学上的"阴阳五行学说""脉象学说""藏象学说""经络学说""病因学说""病机学说""病症""诊法""论治"及"养生学""运气学"等学说，已整体观论述医学，呈现了自然-生物-心理-社会"整体医学模式"。《黄帝内经》是我国第一部医学理论书，建立了中医核心理论，书中并无具体用药治疗的方法。

《伤寒杂病论》为东汉张仲景所著，西晋王叔和等人对其进行编辑并将其分为两部——《伤寒论》和《金匮要略》。《伤寒论》和《金匮要略》在宋代都得到了校订和发行，我们今天看到的就是宋代校订本。除重复的药方外，两本书共载药方269首，使用药物214种，基本囊括了临床各科的常用方剂。这两本书与《黄帝内经》《神农本草经》并称为"中医四大经典"。

3.中国古代药物的发展时期 魏晋南北朝到唐宋时期是中国古代药物的发展时期。在这一时期，中药方剂、中药炮制、药物品种、中外药学交流、炼丹术等均有较大发展，这一时期出现了第一部制药专著——《雷公炮炙论》、第一部药典——《新修本草》、第一部中外药物交流专著——《海药本草》，出现了中国历史上著名的医药学家孙思邈、唐慎微等人。

（1）魏晋南北朝时期药物的发展：南北朝时期的陶弘景对公元5世纪以前的本草做了很好的总

结，编写了《本草经集注》一书。该书载药730种，分玉石、草木、虫兽、果、菜、米食、有名未用7类，这是药物分类的一个进步，但每类之中仍分三品。该书又创"诸病通用药"，如治风通用药有防风、防己、秦艽、川芎等，治黄疸通用药有茵陈、栀子、紫草等。这对临床选择用药有很大的助益。该书对药物的产地、采集时间、炮制、用量、服法、药品真伪等与疗效的关系，均有所论述。记载的炮炙方法有去木心、去壳、去心皮、去瓤、细切、捣碎、锤破、镑、刮屑、炙、熬、煎煮等。该书的问世对医药学产生了很大的影响，唐代的《新修本草》就是在此书基础上补充修订而成的。

魏晋时代的葛洪著有《肘后备急方》，该书是一部简单实用的小型医药书，载药350种左右。其中植物药约200种、动物药约70种、矿物药和其他药约80种。书中记载的贵重药很少，大多记载山村田野易得之物，如大蒜、姜、大豆、豉、艾、灶下土、食盐、墨等，鸡、鸭、禽及其血、便等。现代医学家从《肘后备急方》中发现不少独特药物，如青蒿、常山成为20世纪80年代药物学家重新开发的抗疟药。

（2）唐代药物的发展：公元7世纪中叶，唐代生产力水平不断提高，经济繁荣。人民生活水平提高，对医药卫生的要求也越来越高。唐显庆四年（公元659年），唐政府颁行了由苏敬等23人编写的《新修本草》。该书以《本草经集注》为基础，增补注文与新药，正文实际载药850种。《新修本草》将药物分为九大类，收载了20余种外来药。《新修本草》是我国第一部以政府名义编撰的药书，在编写过程中，政府曾下诏全国"普颁天下，营求药物"，征询各地药物标本。《新修本草》堪称药典性的书籍。它是我国也是世界药学史上最早的一部药典。《新修本草》一经问世就被广泛传抄，在国内外有较大的影响。在莫高窟中发现的大量古代珍贵文献中就有《新修本草》的手抄本，此书至今收藏于大英博物馆和巴黎图书馆。在20世纪上半叶，其影印本才传回我国。

孙思邈是隋唐时期杰出的医药学家，为陕西耀州人。孙思邈在我国医学史上享有较高的声誉。孙思邈一生著述丰富，最著名的为《千金要方》（又称《备急千金要方》《千金方》），该书是中国古代中医学经典著作之一，共30卷，是综合性临床医著，被誉为中国最早的临床百科全书，约成书于唐永徽三年（公元652年）。该书集唐代以前诊治经验之大成，对后世医家影响极大。该书涉及基础医学理论和临床医学治疗诸方面，分门别类，内容精深，仅药方就收载了5300余首。公元681年，孙思邈近百岁时写成《千金翼方》，该书共30卷。孙思邈在《神农本草经》《本草经集注》《新修本草》基础上，融入他对药物研究的成就，特别在药物的采集、种植、炮制、贮藏、保管方面，都有比较系统的论述。他谆谆教导医家要"博极医源，精勤不倦""无欲无求""先发大慈恻隐之心"，对患者要不分贫富贵贱、关系亲疏，"普同一等，皆如至亲"。孙思邈要求医生不得怕苦怕累、怕饥渴疲劳；不得自虑吉凶，护惜身命；不得恃己所长，专心经略财物，坑害病家；不得以贫富贵贱悬殊，用心不一，使药有别。他是我国当之无愧的古代医学伦理学的伟大奠基人。他在医药实践中，身体力行，做出表率。孙思邈高尚的医德和伟大的学术贡献，千百年来一直受到人们的尊敬，被称为"药王"。

（3）宋代药物的发展：两宋时期，科学技术日益发达，尤其是活字印刷的发明和使用，为出版包括医药书籍在内的文字材料创造了条件。宋代设立了"校正医书局"，该机构集中了一大批医药学者，有计划、系统地收集、校订、刊行了一批宋代以前的医药书籍。公元974年，宋政府刊印了《开宝本草》，该书记载药物980余种；1060年，宋政府新颁《嘉祐补注神农本草》（简称《嘉祐本草》），该书记载药物已达1082种。在宋代所有本草中，最宏伟精湛者当数四川唐慎微所著《经史证类备急本草》，该书将《嘉祐本草》《本草图经》两书合一，予以扩充、调整编成。《经史证类备急本草》规模巨大，内容翔实，载药众多，方药并举，超过以往的官修本草，弥足珍贵。方剂的发展与药物发展息息相关。公元992年，宋政府颁布了方剂书《太平圣惠方》，该书共100卷，内容极其丰富，对病症及病理、方剂、药物都详加论述。之后宋政府又颁布了《太平惠民和剂局方》，精选药方297首，在每一首药方中详列主治、药物炮制方法等。此时中药的"炮炙"已发展为"炮制"。在《太平惠民和济局方》中，中药饮片的加工方法被列为法定的制药规范。传统中药的炮制方法，如水飞、醋淬、纸煨、面煨、煅、浸、蒸、炒、炼、焙、蜜制等，已经非常成熟。

4. 中国古代药物的成熟时期 明代杰出医药学家李时珍(公元1518—1593年)编写的《本草纲目》是中国古代药物成熟时期的标志。李时珍在行医实践中发现之前许多医药学著作存在缺陷、疏漏，甚至明显的错误。从1552年开始，李时珍开始实地调查，掌握第一手药物资料。他的足迹遍布湖北、湖南、江苏、安徽、江西等地，他虚心向老农、渔夫、猎户、铃医、药商请教，采集各种药物标本，写下数百万字的调查记录。李时珍对收集的大量药物标本进行反复比较、去粗取精，并分类。他核对了数百种古籍，查阅了数百万字的调查记录，三易其稿，终于在1578年写成了《本草纲目》这部完整的科学巨著。在李时珍生前，此书已刻印完毕，但无力出版，直到他去世后的公元1596年，该书才与读者见面。该书出版后立即引起了巨大的反响，人们到处传播它，并进行翻刻，该书成为医生们的必备书籍。从17世纪起，《本草纲目》被译成日文、德文、英文、法文、俄文等文字。1953年出版的《中华人民共和国药典》共收集531种现代药物和制剂，其中来自《本草纲目》中的药物和制剂就有100余种。

《本草纲目》共有52卷，约190万字，载有药物1892种，其中载有新药374种，收集药方11096首，书中还绘制了1160幅精美的插图，是我国医药宝库中的一份珍贵遗产。该书在药物分类上改变了原有的上、中、下三品分类法，采取了"析族区类，振纲分目"的科学分类法。它把药物分为水、火、土、金石、草、谷、菜、果、木、服器、虫、鳞、介、禽、兽、人16部。这种分类法已经过渡到按自然演化的系统来进行分类。从无机到有机，从简单到复杂，从低级到高级，这种分类法在当时是十分先进的。尤其是对植物的科学分类，要比瑞典的分类学家林奈早约200年。书中除丰富的医药知识外，还论述了天文、地理、农、林、渔、冶金等方面的知识，也涉及历史、哲学、宗教知识。《本草纲目》集中国古代药物之大成，被称为"前无古人，后无来者"之作。《本草纲目》代表我国古代药物发展已进入成熟时期。

三、近代药学的发展

（一）近代药学相关学科的发展

1. 近代化学的发展 化学在17—18世纪开始萌芽。英国科学家波义耳提出了元素的科学定义，法国科学家拉瓦锡提出氧化是燃烧的本质，推动了近代化学的革命。英国科学家道尔顿提出了原子分子学说，俄国科学家门捷列夫建立了元素周期表，近代化学在19世纪得到蓬勃发展。至19世纪中叶，无机化学已建立了一系列定律与学说，三酸两碱和合成氨化学工业已发展起来。19世纪下半叶，有机化学迅猛发展，由于煤的副产品的发现，有机合成工业产生了，大量人工合成的化学物质出现了，尿素的发现打破了无机化学与有机化学的界限。分析化学伴随着近代化学而产生，各种定性分析方法建立并成熟，同时酸碱滴定法、氧化还原法、沉淀法、容量法等定量分析方法也已建立。无机化学与有机化学成为近代药物发现与发展的基础。

2. 近代生物学的发展 在19世纪之前，生物学的研究大多集中在对动植物形态、生活习性的描述上。1735年，瑞典植物学家林奈提出动植物的分类系统及命名方法，该方法沿用至今，成为目前生药学与药用植物学中的世界通用命名与分类方法。

3. 近代医学的发展 药学的发展与医学的发展密不可分，药学的每一次进步都依赖于医学的发展。18世纪末，英国乡村医生琴纳呕心沥血10余年，发明了牛痘法预防天花，他的发明成为医学史上重要的里程碑。19世纪，微生物学、细菌学研究取得重大进展，最值得称道的是法国巴斯德与德国医生科赫的研究成果。法国科学家巴斯德发现酒、牛奶变质的真正原因是微生物的作用，提出了著名的"巴斯德消毒法"。巴斯德提出了免疫的概念，并于1881年成功研制出炭疽杆菌减毒疫苗，以后又研制出狂犬疫苗。巴斯德的免疫疗法已经突破了琴纳牛痘接种发明的经验思想，奠定了现代免疫治疗的基本思想。德国医生科赫经过几十年潜心研究细菌等微生物，找到了十几种细菌，并科学地提出这些细菌是导致许多疾病的真正原因。到20世纪初，大部分致病微生物已被科学家发现并证实，这与科赫的贡献是分不开的。

（二）近代药学自身的发展

1. 药学进步　文艺复兴时期，瑞士医生帕拉塞尔苏斯首先提出炼金术应转向冶金与制药等实用方向，提倡使用化学品，如铅、铁、硫酸铜、砷等作为药物，这在科学史上被称作"医药化学运动"。医学化学学派的影响延续至17、18世纪，不少著名的医生和药剂师投身化学研究，如普里斯特利、柏济力阿斯、李比希、席勒等著名的近代化学家，大多做过医生或药剂师。17世纪，德国药剂师格劳贝尔潜心研究无机盐类药物，发现硫酸钠（又称芒硝）并将其作为药物，他的头像曾一度被作为欧洲药店的标志。18世纪，瑞典药剂师席勒在药房开展化学研究，发现了酒石酸、尿酸、草酸、乳酸、苹果酸、五倍子酸等一系列有机酸，还发现了氧气、氯气、高锰酸钾、氢氟酸等无机化合物。席勒也是近代化学史上一位著名的化学家。这一阶段药学领域并不像医学那样实现真正的革命性的飞跃。

2. 药理学的形成　药理学是药物科学中较早成熟、较早分化的一门学科。19世纪，人们从植物中提纯了许多化学物质，如1805年从鸦片中提取得到吗啡结晶，1817年从吐根中提取得到吐根碱结晶，以后的几十年中，大量被称为"生物碱"（1818年定义)的物质从传统草药中被提取出来，有番木鳖碱、马钱子碱、奎宁、秋水仙碱、咖啡因、尼古丁、阿托品、麻黄碱等。这些化学物质与生物体的相互作用（即生理作用）相继被研究，它们的作用部位相继被确定，这些实验为药理学奠定了方法学的基础。19世纪，德国建立了第一个药理实验室。史米德堡为药理学的奠基人，他出版了第一本药理学教科书，创办了世界上最早的、影响较大的药理学杂志《实验病理学与药理学学报》。药理学的建立使药学研究更精确，药理学成为现代药学的基础学科之一。

3. 化学合成药的发现　19世纪，有机化学工业发展很快，人们在以前几乎毫无用处的煤焦油中发现了大量有效药物。19世纪40年代，美国和英国的医生相继发现了乙醚、氧化亚氮、三氯甲烷等气体吸入后可导致机体知觉丧失，从而成功开发出了手术麻醉药。苯酚被发现有杀菌作用，用于手术器械、纱布的消毒和医生洗手，这两类药物的发现成功地解决了19世纪外科学中疼痛和感染这两大难题，促进了外科学的发展。1847年，人们首次发现硝酸甘油，不久硝酸甘油便用于治疗疾病，至今该药仍是治疗心绞痛的有效药物。1859年，化学家利用大量易得的苯酚十分便利地合成了水杨酸，而后制成乙酰水杨酸——百年老药阿司匹林。在19世纪下半叶发现的一大批解热镇痛药，如对乙酰氨基酚、非那西丁等至今仍在临床使用。

以上这些药物的发现意味着人类不仅能将天然物质作为药物使用和从天然物质中提取有机化合物作为药物，还能制造出自然界不存在的化学合成物质作为药物。化学合成药的发现为药物化学的形成奠定了物质基础。药物化学的基础理论、药物构效关系和基本研究方法，在19世纪末和20世纪初相继建立，药物化学从药学中分化出来，形成一门独立的学科。

四、现代药学的发展

（一）药学各学科发展现状

近几十年，随着相关学科不断发展变化和交叉渗透，药学各学科逐渐发展成具有基础知识、基础理论和大量实验手段的重要学科。药物化学正由过去的随机、逐个、多步骤的液相合成发展到计算机辅助设计、定向一步固相合成药物的组合化学阶段，这大大提高了新药研发的速度和命中概率。药理学对新药的筛选也发展到高质高效的机器人筛选阶段，对药物作用机制研究从整体、器官水平发展到细胞水平、分子水平，甚至量子水平。药剂学方面，由一般制剂发展到缓释、控释、速释制剂，由以工艺为主到与生物效价相结合。药物分析的手段不断更新，从化学比色到高效液相色谱（HPLC）、气相色谱（GS）、质谱（MS）及它们的联用，体内药物分析的灵敏度不断提高。生药学方面，从形态学、显微水平观察发展到化学、基因水平研究，从研究陆地药物发展到研究海洋资源。微生物与生化药学借助现代生物技术快速发展，从基因水平研究与开发药物成为现实。

（二）我国药学的现状与发展

1.药物化学方面 中华人民共和国成立之前，中国制药工业极为薄弱。20世纪40年代，化学合成药（原料药）的生产完全是一片空白，全部依赖进口，制剂加工厂也很少。中华人民共和国成立之后，由于党和政府的重视，制药工业发展很快。以原料药为例，我国第一个五年计划末，有200多种原料药在生产，中华人民共和国成立后15年增加到约300种，到1978年达到约900种。发展到今天，我国已拥有2000多家化学制药企业，能生产抗生素、激素、维生素、解热镇痛药等24大类1350多种原料药，总产量达30多万吨，仅次于美国，成为世界上原料药生产第二大国。然而，我国目前临床上使用的化学药物中97%以上是国外研制的，我国主要是在进行仿制生产。1993年，中国政府将化合物实体（即药物、农药）列入专利保护对象。这意味着从此以后，在生产与使用药物上，我国将不能随意地仿制还处于专利保护期的化合物。我国新药研发已处于一个由过去几十年的仿制为主转到以创新为主、仿制为辅的时期。这就需要我国药物化学家不断发现新的化合物实体，在药理学家的配合下，筛选其活性，申请专利，开发成我国具有自主知识产权的专利药物。目前，国内的研究单位和制药企业已经在开始进行创新药物的研究，并应用计算机辅助设计、修饰某些已知结构的药物和创造新的具有某些功能的化合物。

2.药物制剂方面 目前我国药剂学已从简单的调配发展成集药学、生物学、化学、物理学、数学、工艺学及电子学为一体的完整现代药剂学。根据临床要求的不同，可采用纳米技术、微粉化技术、固体分散技术加速药物的溶出、释放及提高药物生物利用度，采用膜控技术、包衣技术、渗透泵技术控制药物在体内的释放速度。采用包衣、微囊化、大分子包合等技术除去药物苦味，解决儿童用药问题。采用透皮机理，使眼内、鼻内、肺内及皮肤用药突破了原来的传统局部用药概念，使蛋白肽类等不宜口服的药物能够通过其他方式给药。制剂辅料的开发也取得很大进展。

3.药理学方面 我国现代药理学起步于20世纪20年代对麻黄碱的研究，药理学家陈克恢发表了有关麻黄碱药理活性的论文，在世界上引起了较大反响，至今有关麻黄碱的研究仍在进行中。但是，药理学在我国的发展较缓慢。在中华人民共和国成立后相当长一段时间内，药理学主要是配合药物化学验证仿制药的疗效。药理学得以较快发展始于改革开放以后。尽管目前药理学的大多数工作还是以验证为主，但近年来，有关中药药理的基础性研究和近十几年国外归来人员带回的现代药理学手段与方法大大促进了药理学的独立发展。在心血管药理、神经药理、生化药理等领域已有了一些达到国际先进水平的研究成果。

4.药物分析方面 药物分析的发展与分析化学的发展息息相关，尤其是近年理化测试与分析仪器，以及计算机技术的进展，大大促进了药物分析的发展。体内药物分析、中药质量控制等领域均取得了较大的进展。

5.生物技术与生物制药方面 中华人民共和国成立初期，我国仅有上海杨氏制药厂生产少量生化药物，如口服水解蛋白、肝素钠注射液及垂体后叶注射液等。而目前全国的生化制药企业已有300多家，并建立了先进的生化药物生产线，能生产胰岛素、肝素钠、透明质酸等多种现代技术产品。1989—1998年，我国批准的基因工程药物有11个品种，主要有重组人干扰素、重组人白介素-2等。

6.抗生素方面 1929年，弗莱明发现第一个抗生素——青霉素，1943年青霉素用于临床，从此抗生素为人类健康做出了巨大贡献。1949年以前，我国青霉素完全依赖进口，一般只能供达官显贵使用。抗日战争期间，我国学者汤非凡开始研究抗生素。1946—1949年间，他与童村教授在当时的北平中央防疫处开始进行青霉素发酵。1950年，陈毅市长批准建立青霉素试验所，同年9月，该试验所得到青霉素钾结晶，1953年5月1日正式生产青霉素钾，这开创了我国抗生素工业的新纪元。其后，沈家祥教授在大连、沈阳主持研究氯霉素，1955年东北制药总厂（现为东北制药集团股份有限公司）开始生产氯霉素。

国际上抗生素研究与发展很快。有文献报道的抗生素已超过1万种，且以每年100～150种的速度增加。应用于临床的抗生素有200余种，其中抗感染的有189种，抗肿瘤的有20余种。近年来，抗生素研究已从过去单纯的开发抗菌药物发展到广义的以微生物代谢产物为主要来源的药物研究。现在，由微生物生产的酶抑制剂、免疫调节剂、受体阻滞剂等层出不穷。

然而，目前我国临床应用的抗生素极少是我国独立研究的品种。我国抗生素的研究开发目前还是以仿制抗生素和寻找高产的菌株为主。应用新的筛选体系及基因工程技术将是我国微生物制药的主要发展方向。

7. 中药与天然药物方面　　中药是我国劳动人民在数千年与疾病做斗争的实践中发展起来的，并取得了辉煌的成就，中药与中医一起形成了一个完整的传统医药体系，至今仍在防病治病中发挥着重要的作用。

中药虽然有悠久的历史，但其发展较缓慢。中华人民共和国成立之后，党和政府非常重视保护和发展中医药事业，相继开设了中医药研究与教育机构。1958年左右，全国各地成立了一批中医学院，国家多次组织中药与天然药物资源的大规模普查。第四次全国中药资源普查共发现196个新物种，分别隶属于真菌、蕨类、裸子植物和被子植物。现可供药用的动物、植物、矿物资源已达13000多种，我国是世界上药用资源较丰富的国家之一。

截至2017年，我国可人工栽培的中药已有746种。有些进口的中药也已引种成功，如西洋参、胖大海、番泻叶、水飞蓟等。在保护与继承的基础上，我国对中药的现代化研究也取得了较大的进展。目前已对200多种中药进行了较系统的化学研究，如人参、三七、大黄、甘草、黄连、白术、丹参、天麻等。我国在中药药理方面也做了大量的工作。国内已有数种有关中药研究的学术期刊。在中药的新药研究方面，自从1985年实行新药审评制度以来，我国已批准了114种中药新药。

然而，作为一个中药和天然药物资源大国，我国的中药产品在国际市场上的地位还不是很高，仅占国际市场份额的3%～5%。在我国对外开放、加入世界贸易组织的情况下，这是一个很严峻的问题。日本、韩国及东南亚的中药产品在国际市场占有较大的份额。其原因除了我国对外推销宣传不够外，我们对中药产品的现代化研究水平与发达国家还存在较大差距。主要是中药的质量控制尚达不到现代社会用药对质量的要求，许多中药的有效成分还不是很清楚，中药的各成分含量及比例不能有效控制等。从第六个五年计划以来，国家连续15年对中药的混杂品种进行了系统的整理。目前正在研究药材的标准化问题及栽培的标准化。我国近年又颁布了《中医药振兴发展重大工程实施方案》，旨在进一步加强中药的药效物质基础研究。在不久的将来，中药一定会在世界药学领域中占有重要的一席。

第二节　现代药学的概念与特点

一、现代药学的概念

（一）药学的定义与性质

药学（pharmacy）是研究药物的一门学科，是揭示药物与人体或者药物与各种病原体相互作用及其规律的科学。药学也是研究药物的来源、成分、性状、作用机制、用途、分析鉴定、生产加工、经营、使用以及管理的一门学科。

药学总体上属于自然科学。当药学的研究对象局限于药物时，例如研究药物化学、药物分析、药物制剂时，它的自然科学属性很强；当药学研究集中在药物与人的相互作用即药物应用时，药学的研究对象就涉及人，而人既有自然属性又有社会属性，此时，有的药学学科，如医院药学、社会药学、药品经济学、药事管理学等则有较强的社会科学属性。

（二）药学范畴

范畴是指"人的思维对客观事物的普遍本质的概括和反映"。各门科学都有自己的一些基本范畴，如化合、分解等是化学的范畴，商品价值、抽象劳动、具体劳动等是政治经济学的范畴。药学的服务对象是人，研究的对象是药品，要解决的核心问题是疾病，最终的目的是维护人类的生命与健康，故药学的基本范畴为生命、健康、疾病、衰老、死亡和药品。药学属于医学门类，以上这些范畴同时也是医学的基本范畴。在学习药学时，应该对其本质问题（即范畴）有一定程度的认识，这样才能树立正确的健康观、疾病观、生命观和药品治疗观，并用以指导药学的学习与研究。

1.生命 生命是医药学、生命科学乃至哲学的重要概念。生命是由核酸、蛋白质等生物大分子所组成的生物体不断进行着物质、信息和能量交换的一种综合运动形式。人的生命是处于一定社会环境关系中具有自我意识的生物实体。人是生物属性与社会属性高度统一的整体，而人的社会属性是区别于其他动物的最本质特征。在人的生存中应强调生命的物质价值、精神价值和人性价值的统一。对生命的认识关系到医药的根本目的并影响其发展。

生命观不同，即对生命、生命价值、生命质量的认识不同。如医药的根本目的是什么；如何珍惜生命，善待生命；控制疫苗安全性的自觉意识，干细胞研究的底线，药物使用与生命质量关系等都涉及对生命的认识与理解。对生命的思考使人们更加珍惜生命、善待生命，从而将医药职业道德，以人为本的精神上升到一个崇高的、自觉的境界。

目前，药物治疗效果常采用发病率、死亡率、生存时间、生命质量等指标进行评价。生命质量（quality of life，QOL）指不同文化背景和价值体系中的个体对他们的生活目标期望、生活标准以及生活状态的体验，包括个体在生理、心理、精神和社会各个方面的主观感受和综合满意度。1995年美国FDA规定，递交新药材料时必须同时递交药物对患者生命质量和生存时间影响的资料，在疾病、意外损伤及医疗药物干预的影响下，测定与个人生活事件相关的主观健康状态和个体满意度。该评价指标广泛用于患有慢性病、肿瘤等需要长期用药、终生用药患者的评价，涉及的药物有抗高血压药物、抗肿瘤药物、抗结核病药物、肾移植药物等。常用的生命质量测定指标如下：①疾病症状、药物副作用、压抑表现等生理指标；②活动水平、认知状态、角色状态、性功能等身体功能指标；③情绪良好、情绪压抑等心理指标；④社会关系、工作角色、业余休闲、经济状况等社会指标；⑤生活意义、宗教问题等精神指标。比如近年来，医药学家发现，一些抗高血压药物的长期使用虽然有效地预防和治疗了疾病，但却造成了情绪低落、记忆力下降、睡眠不足等心理健康问题。为此，科学家提出应该把生命质量水平作为评价药物质量的标准之一。

2.健康 防治疾病，保障人们健康长寿是医药学的目标。健康的概念有广义与狭义之分。狭义的健康概念为人体各器官系统发育良好，功能正常，体质健壮，精力充沛。随着医学模式从生物医学模式向生物-心理-社会医学模式转变，人们对健康的认识更为深刻。世界卫生组织（WHO）提出了广义的健康概念，即健康不仅是免于疾病和衰弱，而且是个体在体格方面、精神方面和社会方面的完美状态。WHO进一步提出健康是基本人权，达到尽可能的健康水平，是全世界范围内的一项最重要的社会性指标；2000年全球卫生和健康目标之一就是"人人享有基本药物"。人类不仅要提高健康水平，还要全面提高生命质量。药物与健康的关系是极其微妙又密不可分的，药物既是人类的"朋友"，又是人类的"敌人"，人类既离不开药物又不可"贪多"。离开了药物，人类难以生存，过多使用药物反而使药物与健康之间的天平失去应有的平衡。因此要多了解一些基本的常识，使健康达到最好的平衡点。对健康概念的认识也影响着人们的用药观念与用药行为。比如减肥药物的研究与大量上市引发人们对健康美丽概念的争论与思考。

3.疾病 疾病是在一定病因作用下，机体自身调节机制紊乱而发生的异常生命活动过程，并引发一系列代谢、功能、结构的变化，表现为症状、体征和行为的异常。

疾病发生的原因是医学研究的核心，也是药物对症治疗的关键所在。疾病发生的原因分为三大类：外在原因、内在原因、自然环境与社会心理原因。疾病的发生与宿主（人体）的内在条件密切相关。人体的神经内分泌、免疫、遗传、先天发育、年龄、性别、种族等也会成为疾病产生的诱因。自然环境影响生态系统质量，直接影响人的生理功能；生态系统质量的恶化会危害人体健康，使人体产生疾病。人的社会生活方式、心理因素也与其健康和疾病密切相关。自然环境与社会心理因素往往通过各种外界或内在因素综合作用，导致疾病的产生。由于国家、民族、社会经济、生活习惯、战争、个体遗传与行为各不相同，疾病在不同时期、不同人群中的发病率和死亡率不尽相同。有时会发生较大的变化。这种变化从疾病谱中反映出来。疾病谱对科学、动态、全面地掌握疾病的变化规律，制定疾病防治和药物研究的战略决策提供了科学的保证。

营养不良、传染病等往往伴随着饥饿、贫穷现象。随着我国经济的发展、人民生活水平的提高，这类疾病的发病率急剧下降，并跌至发病率前十位以外；与此同时，心脑血管疾病、恶性肿瘤等慢性非传染性疾病的发病率跃居发病率前十位。

4.衰老与死亡　衰老是生物体随着年龄增长而发生退行性变化的总和。当前我国人口寿命增高、人口老龄化趋势加剧。一个国家或地区，如果60岁及以上的人口占比超过10%，或者65岁及以上人口占比超过7%，或者14岁以下人口占比小于30%，这个国家或地区就被视为老年型国家或地区。当今世界，包括我国在内的50余个国家已进入老年型国家行列。2021年5月11日发布的第七次全国人口普查结果显示，我国60岁及以上人口数量约为26402万，占总人口18.70%，其中65岁及以上人口数量约为19064万，占总人口13.50%。与2010年相比，60岁及以上人口占比上升了5.44个百分点。我国人口老龄化程度正在逐步加深，这种现状引人深思。因为我国居民人数多，我国医疗资源原本就很难满足所有居民的医疗需求，而老年人是更容易出现健康问题的群体，老年病人大幅度增加，一方面给医药市场带来了巨大的商机，另一方面在医疗、经济、人口结构等方面给社会带来了空前的压力。

死亡是生命活动的终止。生理死亡是衰老的结果，病理死亡是疾病发展的结果。由于死亡是一个渐进的过程，死亡的标准就成为医学、法学、伦理学共同关心的问题。目前判断死亡的标准有两类：一是以自主呼吸和心跳停止为依据；二是以脑死亡为依据。美国、法国、英国、瑞典等国已立法将脑死亡作为人类个体死亡的标准。脑死亡的概念与生命的概念紧密相关，脑死亡既表示个体的生物学死亡，也表示个体的社会学死亡。

5.药品　根据《中华人民共和国药品管理法》第二条，药品是指用于预防、治疗、诊断人的疾病，有目的地调节人的生理机能并规定有适应证或者功能主治、用法和用量的物质，包括中药、化学药和生物制品等。

世界各国对药品的定义各不相同。在我国，药品专指人用药品，不包括动物用药、农药等。药品按使用目的可分为治疗药品、预防药品、诊断药品、保健药品四类。从药品管理的角度，药品可有以下几种分类方法：处方药与非处方药、新药、特殊管理药品(麻醉药品、精神药品、医疗用毒性药品、放射性药品)、国家基本药物、国家基本医疗保险药品。按使用方法，药品可分为口服药、外用药、注射用药等。按原料来源，药品可分为化学合成药、天然药物、生物技术药物。按药物功能，药物可分为预防治疗疾病药物、改善缓解痛苦药物、影响生物学功能药物。

药品是一种特殊的商品。曾经一段时间内，只重视药品的福利性而忽略了药品的商品性。改革开放以来，"药品属于商品，医药产业能够产生不可估量的社会效益，更能产生巨大的经济效益"，这已经成为共识。但在突显药品的商品属性时，切不可忽略药品是一种特殊商品，与一般商品比较，它有许多特殊性。药品既有效又有毒，具有特殊的用途、特殊的时效性、特殊的消费方式和特殊的质量要求。药品的基本要求应当是安全有效、质量可控。由于药品的特殊性质，为保证药品质量，保障人体用药安全，维护人民身体健康和用药的合法权益，各国政府均加强了对药品的监督、控制和管理。药品是公认的管制非常严格的商品之一。

（三）药学学科体系结构和内容

药学发展到今天已成为一个庞大的学科体系，它包含生药学、中药学、药物化学、药理学、药剂学、药物分析和制药工程等学科。由于学科的发展和交叉融合，各学科之间又派生出许多分支学科。各学科之间相互联系，相互依存，同时又有各自的研究领域。

一个药物从发现到临床应用，要经历以下几个阶段：潜在药用物质的发现或发明、结构和成分的确定、药理作用筛选、药效学评价、安全性评价、制剂工艺研究、质量控制、检测、临床合理应用。药学的各个分支学科按药物研究、生产、使用的各个阶段大致可分为以下几类：第一类为提供潜在药用物质以供研究的学科，属于这类学科的有微生物药物、药物化学等；第二类为评价药物安全性、有效性和临床应用的学科，属于这类学科的有药理学、毒理学、药动学、临床药理学等；第三类为解决药物生产与质量问题的学科，属于这类学科的有药剂学、制药工程、药物分析、生物技术制药等。针对天然药物、中医药开展研究的主要分支学科有药用植物学、生药学、中药学等。

（四）药学学科的其他相关学科

从药学的发展史可见，化学学科和医学学科在现代药学的形成与发展中起着直接的、举足轻重的作用。药学是医学的基础、化学的衍生，即化学与医学交叉学科。没有化学基础，就无法研制药物。化学、物理学、医学、生物学、解剖学和生理学的兴起大大促进了药学的发展。其主要标志就是学科分工越来越细，尤其是20世纪以来，早期没有分科的药学，因科学技术的发展，已先后发展成为独立的学科，从而使药学分离出去。而且又与其他学科，互相渗透成为新的边缘学科。尤其是受体学说和基因工程的创立，使药学事业的发展产生了一个新的飞跃。

二、现代药学发展的特征

现代药学是在现代科技和医学发展的基础上发展起来的，因此具有科技发展和医学发展的基本特征。

（一）药学发展的高科技特征

进年来，生命科学前沿领域（如基因组学、蛋白质组学、生物芯片、纳米技术、转基因技术等）的高新技术大量用于药学研究，新兴学科越来越多地深入新药的发现和研究中，化学、物理学、结构生物学、计算机学和信息科学等学科与药物研究的交叉、渗透和结合日益加强，这使药学领域面貌焕然一新，发生了重大变化。

1. 纳米技术在药学领域的应用 纳米粒又称毫微粒，是直径在10～1000 nm之间的固态胶体颗粒，一般由天然高分子物质或合成高分子物质构成并可作为药物的载体。由于材料制备工艺的差异，可以形成纳米球与纳米囊，二者统称纳米粒。纳米球为基质骨架结构，药物分散于其中或吸附在其表面；纳米囊属于药库膜壳型，有一个聚合材料构成的膜壳，药物包封于其中，也可以吸附在其表面。

2. 靶向制剂的新进展 靶向制剂亦称靶向给药系统，是指载体将药物通过局部给药或全身血液循环而选择性地浓集定位于靶器官、靶组织、靶细胞或细胞内结构的给药系统。

3. 口服脉冲给药系统 由于脉冲制剂中的药物是在疾病发作时才释放，故可避免机体因长时间处于高浓度药物下而产生耐药性或耐受性，通过制成多剂量的脉冲制剂能减少给药次数，提高患者的顺应性。制成脉冲制剂的药物一般在小肠或结肠释放，可提高药物生物利用度。适合制成脉冲制剂的药物有很多，如抗哮喘药茶碱、抗心绞痛药、抗心律失常药、抗高血压药、抗凝药和抗血小板药、单硝酸异山梨酯、地尔硫䓬、盐酸尼卡地平、维拉帕米、华法林等。此外还有治疗胃溃疡的药物、抗帕金森病药、镇静催眠药、抗关节炎药、止痛药、肽类药物等。

4. 经皮给药系统及促进药物透皮吸收 经皮给药系统是指经皮肤敷贴方式用药，药物经皮肤吸收进入全身血液循环并达到有效血药浓度实现疾病治疗或预防的一类制剂。经皮给药系统避免了口服给药可能发生的肝脏首过效应及肠胃灭活，提高了治疗效果。同时维持了恒定的血药浓度或药理效应，增强了治疗效果、减少了副作用，延长作用时间，减少用药次数，加强患者用药顺应性，并且患者可以自主用药，相对减少了患者个体差异。

（二）药学学科分化、综合、交叉发展的特征

现代药学学科分化越来越细、专业化程度越来越高。现代药学的分科有纵向型分化与横向型分化两类。纵向型分化是指在原学科基础上对不同层次的问题进行研究，建立子学科，如药理学分化出分子药理学。横向型分化是指在原有学科基础上对不同领域的问题进行研究，建立平行的分支学

科，如药理学分化为心血管药理学、神经药理学、免疫药理学、遗传药理学等学科，药物化学分化为合成药物化学、天然药物化学、微生物药物化学等学科，药剂学分化为临床药剂学、中药药剂学、物理药剂学等学科。

药学学科在不断分化的同时，各学科之间又不断地渗透与融合，形成新的综合性学科或者边缘学科。药学的综合交叉分为三种不同类型：一是药学与生命科学和医学交叉渗透，形成新的边缘学科，如临床药理学、医院药学、免疫药理学、药物遗传学、药物流行病学、生物药剂学等；二是药学与其他自然科学相互渗透融合，如物理学与药学交叉形成物理药学，数理统计与药学交叉形成药物统计学，信息科学与药学交叉形成药学信息学；三是药学与人文社会科学彼此交叉渗透，产生了药事管理学、药品经济学、药品专利学、药学伦理学等学科。

学科的交叉渗透是科学发展的必然要求，因为任何一门单一的药学分支学科已经无法适应药学的发展。边缘学科、综合性学科、横断学科等庞大学科群的形成，使各门学科之间的绝对界线消失了。科学技术的体系更趋复杂，呈现出综合化发展的趋势。认识到科学技术与药学学科综合化的特征，对我国高等药学教育的改革具有深远的指导意义。要尽快改变人才培养中的专业越分越细、隔行如隔山的倾向，尽快使高等药学教育及其人才培养适应现代科学技术的发展。

（三）药学的社会化发展特征

药学的社会化特征是比较明显的，主要表现在两个方面。一方面，药学行业已经成为各国国民经济的支柱产业；药学行业对一个国家国民生产总值（GDP）的贡献越来越大；2017年上半年，我国医药工业主要经济指标表现较好，主营业务收入较上一年同期明显上升，达到近两年以来最高点，增速为12.4％，利润总额增速达15.9％，处于近三年来的最高水平，医药制造业增加值增速为11.6％，不仅较上一年同期上升1.2个百分点，较全国工业增加值高出4.7个百分点，在全国工业各行业中排名靠前，故社会对医药商品的需求仍将持续稳定增长。随着社会经济的发展，城乡居民经济收入不断增加，生活水平提升，我国人口数量逐年上升，社会对医疗资源的需求不断增加，这就要求我国医疗卫生机构的发展紧跟国民经济发展的步伐。这些社会需求的增长将长期存在，我国医药企业的成长茁壮，随着越来越多民间资本的涌入，我国医药企业获得了发展的新鲜血液，在此基础上，技术的研发等顺理成章地次第展开，我国销售额超百亿的医药企业已经有十余家。另一方面，药学的发展离不开社会，需要社会和国家在战略、决策、管理、投资、教育、文化、学术风气等方面创造有利于其发展的环境。国家和社会力量的加入，加强了药学学科的管理并推动了药学学科的发展。许多重大药学科技项目需要国家组织和国际合作才能成功。国家针对药学事业专门制定政策、颁布法律、组织课题，进行投资。如我国"863计划""973计划""中医药振兴发展"都必须依靠政府的投资和组织协调，才能更好地完成。药学学科具有保障人民身体健康和发展国民经济的双重作用，因此，发展药学事业、严格管理药品质量是各国政府的重要职责之一。药学学科的发展从来没有像今天这样受到国家和全社会的关注，药学已成为社会化的事业和产业。

（四）药学发展模式转变的特征

现代药学是在19世纪近代科学发展的基础上，尤其是近代化学发展的基础上建立起来的，四大化学是药学的支柱学科，化学的理论、方法、手段在药学发展中占支配地位，这种药学发展模式称为化学-药学模式。

20世纪下半叶，以化学为基础理论指导的药物研究开发逐渐走入困境。化学药物的研究成本越来越高，成功率越来越小。一个成功上市的化学药品，是从约一万种化合物中筛选出来的，其间花费时间平均为15年左右。花费经费平均为3亿～5亿美元。与此同时，生命科学尤其是分子生物学取得了令人瞩目的快速发展。分子生物学是生物化学、生物物理学、遗传学、细胞生物学、有机化学、微生物学、物理化学技术相互交叉渗透而形成的一门新型边缘学科。以分子生物学为代表的生命科学给药学带来了深刻的全面变化。药学学科的各个方面，包括药物设计、新药创制、药物作用机制、药物代谢、给药系统到药剂生产、药品使用各个方面，都因生物技术的应用发生了或即将发生突破性的飞跃。

鉴于以上变化，许多药学专家提出药学发展模式已经进入化学-生物学-药学模式。此外还有不少学者提出"化学-生物-医学""化学-生物-管理"的药学发展模式。药学发展模式实际上是对药学发展客观状况的一种历史总结，是对药学学科的一种总体认识观念。对药学发展模式的认识影响到药学政策制定、药学教育、药学人才培养模式以及药学学科群中带头学科的发展战略性等问题。我们应当敏锐地认识到药学发展模式的变化。

三、 药学的战略地位与作用

（一）药学在社会生活中的地位与作用

药学是医疗保健事业的一个重要组成部分，是人类战胜疾病的重要手段。它在人类的生存、繁衍中起着极为重要的作用。人类平均寿命的延长很大一部分归功于药学事业的发展和高效低毒药物的不断发现。古往今来，世界各国记载了无数次灾难性瘟疫的流行，如霍乱、天花、流感、伤寒。到今天，天花已基本从地球上消失了。流感虽然还存在，但已不是一种可以直接诱导人类死亡的重要疾病。霍乱也仅在小范围内发生，且可以抢救，死亡率大大降低。伤寒也不是一个直接致死性疾病了。肺结核在第二次世界大战以前还是无药可用的致死性疾病，虽然现在仍有发病，但由于链霉素、异烟肼、利福平的应用，其已不再是一种令人谈之色变的疾病。1921年发明的胰岛素使成千上万的1型糖尿病患者得以正常生存。但是药学的任务远远没有完成。除大多数感染性疾病外，许多疾病如心脏病、阿尔茨海默病、2型糖尿病、风湿性关节炎等，还不能通过药物得以根治，而仅仅能通过药物缓解症状、延缓病程。人吃五谷杂粮，谁能无病？因此，药学的发展是人类健康的基本保障之一。

（二）药学在经济领域中的地位与作用

药学学科对促进各国国民经济快速发展具有十分重要的意义。人类对新的、高质量药品需求的不断增长，使医药产业一直以较快的速度发展。人类的需求是医药经济发展的源动力，即使在一些国家经济不景气的情况下，医药产业仍然会处于活跃的状态，保持上升的趋势。因此，医药产业被称为"永远的朝阳产业"。

只要有人类生存，就有疾病的发生，就需要药物的治疗，人们就要花钱买药。这就决定了药学在经济领域中具有其他行业不可替代的特性。因此有人讲，制药行业是一个日不落行业，它受到经济波动的影响较小。因此，一个多世纪以来，国际制药工业不断发展，而且蒸蒸日上。我国制药行业在改革开放四十多年来也得到了蓬勃发展。

药品是高科技的产品，因此它也具有高的附加值。药品尤其是新药会为企业带来巨大的经济利润。虽然研究一个新药平均需要投入几亿美元，耗时十余年，但一旦研究成功并投放市场，它将给一个企业带来数十亿美元的回报。这也是制药企业不惜巨资投入新药开发的原因之一。比如说，一片制造成本只有2角钱的新药，可以以1~2元的价格出售。生物制剂的利润可达20~30倍。而我们周围的产品中有多少产品能像药品这样对人来说必需不可？有多少产品能有如此之高的利润？因此，制药行业虽然在整个国民经济中占有的份额不如交通、石油行业所占份额大，但它的不可替代性及高利润性，使其在国民经济中扮演十分重要的角色。

药学不仅对各国经济发展有巨大的贡献，产生了直接的经济效益，还产生了不可低估的间接的经济效益。药学的发展保护了劳动力——社会生产力中最积极、最活跃的因素。1918年，一场全球流行性感冒暴发(近年被科学家证实为致命性禽流感)，夺去了2000多万人的生命。该死亡人数超过了刚刚结束的第一次世界大战的死亡人数，单在美国就有50万人丧生，这场疾病把美国人的预期寿命从52岁降低到39岁。一个有效药物可以使某个疾病的发病率、死亡率降低，减少劳动力的损失。如人群中约有3%的男性、1%的女性患有十二指肠溃疡，由于H_2受体拮抗剂雷尼替丁等药物的应用，仅从减少到医院就诊和手术住院时间一项计算，前联邦德国1980年一年就节省了17亿马克。据估算，一般降低发病率、死亡率和因病缺勤率所取得的经济效益约占国民收入的20％，其间药学的贡献是显而易见的。

第三节　高职高专药学教育与药学人才需求

一、高职高专药学教育

药学专科招收高中毕业或相当于高中毕业文化程度的同等学力青年，或具备实践经验或工作经验的医药卫生人员，经统一考试合格入学，一般修学3年毕业。这一层次人才的培养任务主要由地方医药职业技术学院或地方医学院承担。其目的是培养生产、建设、管理、服务第一线的，德、智、体、美、劳全面发展的高端技术应用型人才。1999年中共中央、国务院《关于深化教育改革全面推进素质教育的决定》下发以后，各省、自治区、直辖市人民政府批准建立了一大批职业技术学院，医药卫生类高职高专教育得到快速发展。根据2014年数据统计，全国有330余所院校设有全日制药学类专科专业，包括医学高等专科学校46所，独立设置的高等(含高专)职业技术学院285所。具有实践经验的医药卫生人员的专科教育一般由医科、药科或综合类大学承担。

二、高职高专药学人才需求

（一）药学人才

纵观当今世界发展，知识越来越成为提高综合国力和国际竞争力的决定性因素，人力资源越来越成为推动经济社会发展的战略性资源。因此，各国政府都把人才的培养和竞争放在首要位置。中国高等药学教育自1906年创办至今，已经走过了一百多年的历史，在几代药学教育工作者的共同努力下，培养了数以万计的药学人才，为中国医药事业的发展做出了巨大的贡献。在不断发展的过程中，我国高等教育始终将人才培养作为核心内容，坚持育人为本，把立德树人作为自己的根本任务。

（二）药学人才的就业方向与就业前景

当前，高职高专毕业生就业已经成为社会比较关注的问题之一。2015年，我国普通高校毕业生人数达近750万，如此庞大的数量使得他们能否顺利走向就业岗位既关系到我国人才的发展，又关系到社会能否和谐发展。2009年初，新医改方案出台，国家医药卫生行业的发展有了新的方向，这对大学生队伍中独特的一支队伍——医药大学生的就业产生了巨大影响。高职高专医药毕业生作为医药大学生中的一部分，他们的就业关系到新医改的顺利进行与发展。教育部公布的本专科专业就业状况显示，药学专业就业率区间处于B阶段，该专业2012年全国普通高校毕业生规模为16000～180000人，就业率在80％～85％之间。《2013年中国大学生就业报告》显示，药学专业就业率为92.9％，在就业率较高的50个本科专业中排名第43位。总体来看，药学类专业毕业生供小于求，药剂师、制药厂或制药公司的研发人员等是这类毕业生的主要去向，制药行业对人才的需求稳中有升。

1.药学人才的就业方向　药学专业的就业面十分广阔，与药品相关的各个领域（主要包括药品研发部门、生产部门、管理部门、营销及使用部门)都需要药学专业的毕业生，具体而言有医院、科研院所、药厂、医药公司、国家医药管理部门等单位。主要工作类型如下：科研人员——在研究所、药厂的研究部门，从事药物的研发工作；生产技术人员——在企业的各个岗位，从事药品生产工作；药剂师——在医院药剂科，从事制剂、质检、临床药学等工作；药检人员——在药检所，从事药品质量鉴定和制定相应质量标准等工作；公司职员——在医药贸易公司或制药企业，从事药品销售、流通及国内外贸易等工作。

目前药学高职高专毕业生担任的工作岗位总体包括市场销售或销售管理人员、医院药剂科管理人员、药品管理人员、药品生产管理人员、医药公司生产销售与管理人员、互联网药品销售与管理人员、药品注册及管理人员、市场研究人员、企业负责人等。工作类别呈多元化，这种多元化在一定程度上也反映了社会各界对各类医药人才需求的趋势。还有部分学生选择专业深造从而向更专业的药学就业方向迈进。

2.药学人才的就业前景 由于药学发展关系着每个人的健康，越来越受到国家和社会的重视。我国药学事业近几年的发展也是非常迅猛的，许多药品得到国际市场的认可，也与外国企业建立了合作关系，社会对药学人才的需求正在增加。制药工业发展较快，尤其是生活水平提高以后，人们对保健品的需求增加，企业对药学人才比较青睐。升学或者步入制药厂和药品销售公司从事各类药品生产销售和合理应用等方面的工作都是药学高职高专毕业生近年来的选择。

从近年来各高校的药学毕业生就业情况看，就业的分布情况因地域不同而有所不同，但总的来说，在企业工作的毕业生占大多数，2004年后在药品生产企业工作的药学毕业生约占药学所有就业毕业生的50%，同时，越来越多的国外医药大公司正逐渐将生产和研发部门转移到中国，这些都为大学生提供了一定数量的就业机会。在全国就业形势不容乐观的情况下，药学类专业毕业生的就业前景仍然普遍较好。药学类专业毕业生供小于求，各医药公司、制药企业是吸收这类毕业生的大户，制药企业对人才的需求稳中有升。

知识链接

世界卫生组织简介

世界卫生组织简称WHO，为联合国下属的一个专门机构，总部设在瑞士日内瓦，只有主权国家才能参加，是国际上最大的政府间卫生组织。1946年国际卫生大会通过了《世界卫生组织组织法》，1948年4月7日世界卫生组织宣布成立，于是每年的4月7日被称为"世界卫生日"。

世界卫生组织的宗旨是使全世界人民获得尽可能高水平的健康，主要职责包括防治流行病和地方病，推动确定生物制品的国际标准，提供和改进公共卫生，疾病医疗和有关事项的教学与训练。

世界卫生组织是联合国系统内卫生问题的指导和协调机构。它负责对全球卫生事务提供领导，拟定卫生研究议程，制定规范和标准，阐明以证据为基础的政策方案，向各国提供技术支持，监测和评估卫生趋势。常设机构有秘书处，下设非洲、美洲、欧洲、东地中海、东南亚、西太平洋6个地区办事处。

知识链接

863计划、973计划、《中医药法(草案)》简介

国家高技术研究发展计划（863计划）是中华人民共和国的一项高技术发展计划。这个计划是以政府为主导，以一些有限的领域为研究目标的一个基础研究的国家性计划。1986年3月，面对世界高技术蓬勃发展、国际竞争日趋激烈的严峻挑战，邓小平同志在王大珩、王淦昌、杨嘉墀和陈芳允四位科学家提出的"关于跟踪研究外国战略性高技术发展的建议"和朱光亚极力倡导下，做出"此事宜速作决断，不可拖延"的重要批示，在充分论证的基础上，党中央、国务院果断决策，于1986年3月启动实施了"国家高技术研究发展计划（863计划）"，旨在提高我国自主创新能力，坚持战略性、前沿性和前瞻性，以前沿技术研究发展为重点，统筹部署高技术的集成应用和产业化示范，充分发挥高技术引领

未来发展的先导作用。

　　国家重点基础研究发展计划（973计划）是具有明确国家目标、对国家的发展和科学技术的进步具有全局性和带动性作用的基础研究发展计划，旨在解决国家战略需求中的重大科学问题，以及对人类认识世界将会起到重要作用的科学前沿问题，提升我国基础研究自主创新能力，为国民经济和社会可持续发展提供科学基础，为未来高新技术的形成提供源头创新。1997年，中国政府采纳科学家的建议，决定制定国家重点基础研究发展规划，开展面向国家重大需求的重点基础研究。这是中国加强基础研究、提升自主创新能力的重大战略举措。

　　中国国务院常务会议2015年12月9日通过《中医药法（草案）》，并将提请全国人大常委会审议。草案一旦获得立法表决通过，中国将诞生第一部为传统中医药振兴而制定的国家法律。专家认为，《中医药法（草案）》将对振兴和传承中医药事业、建设具有中国特色的医药卫生体系和国民健康保障体系、探索用中国式办法解决医改难题发挥切实作用。据了解，该草案着眼继承和弘扬中医药，坚持扶持与规范并重，强化政策支持，规定了符合中医药特点和发展需要的中医医师和诊所准入、中药管理、人才培养等制度。此次国务院常务会议通过《中医药法（草案）》，是中国在中医药立法过程中走过的关键一步。草案获得表决通过后，我国将有第一部关于中医药的国家法律。

 小 结

　　药物是一类用于防治疾病的物质，最早的药物来自天然植物、动物及矿物。药物是人类在长期的生产、生活和与疾病做斗争的过程中发现和逐步发展起来的。古代药学发展史包括古代两河流域与古埃及的药物、古希腊与古罗马的药物、古印度与古代阿拉伯的药物及中国古代药物。现代中国药学在药物化学、药物制剂、药理学、药物分析、生物技术与生物制药、抗生素、中药与天然药物等方面都取得了巨大的进步。药学(pharmacy)是研究药物的一门学科，是揭示药物与人体或者药物与各种病原体相互作用及其规律的科学。药学也是研究药物的来源、成分、性状、作用机制、用途、分析鉴定、加工生产、经营、使用以及管理的一门学科。它涵盖生命、健康、疾病、衰老、死亡和药品。药学发展到今天已成为一个庞大的学科体系，它包含生药学、中药学、药物化学、药理学、药剂学、药物分析和制药工程等学科。由于学科的发展和交叉融合，各学科之间又派生出更多的分支学科。各学科之间相互联系，相互依存，同时又有各自的研究领域。药学发展具有高科技，学科分化、综合、交叉，社会化和发展模式转变的特征。高职高专药学人才需求较大，就业前景可观。

参考答案

目标检测

一、单选题

1.以下哪一项不属于中国古代药物奠基时期的著作？（　　）

A.《黄帝内经》　　　　　B.《神农本草经》

C.《本草纲目》　　　　　D.《伤寒论》

E.《金匮要略》

2.《汉谟拉比法典》颁布于（　　）。

A. 古代两河流域　　　　　　B. 古埃及　　　　　　　　　C. 古希腊

D. 古罗马　　　　　　　　　E. 古印度

二、名词解释

1. 药学

2. 药品

三、简答题

1. 药学的范畴包括哪些？

2. 药学发展的高科技特征有哪些？

3. 现代药学发展的特征有哪些？

（贵州护理职业技术学院　李娟）

生 药 学

扫码看 PPT

1.掌握生药的概念，生药生产与鉴定的原则和基本方法。
2.熟悉生药的质量标准。
3.了解生药学的发展趋势。

生药也称天然药物，指未经加工或仅经简单加工而成的药物，既可为干品也可为鲜品。按自然属性，源于植物、动物和矿物的生药可分别称为植物药、动物药和矿物药。

第一节　生药学的性质与任务

一、生药学的性质

生药学是一门综合应用植物学、动物学、矿物学、植物化学、药物分析、药理学及本草学等学科理论知识和现代技术，研究生药的基源鉴定、采收加工、活性成分、药理作用、品质评价及资源利用等问题的学科，是药学学科的重要组成部分。生药学课程主要介绍生药品质鉴定和炮制加工的基础知识，为从事生药品质评价、采收加工和新药研究开发工作奠定基础。

二、生药学的任务

生药学的主要研究内容如下：准确识别、鉴定生药；调查、考证生药资源；评价生药的品质，制定生药质量标准；为中药材生产规范化服务等。生药学的任务主要有下列内容。

1. 生药鉴定的技术和方法研究　生药质量是疾病预防和治疗的保障，生药质量依赖科学的鉴定和品质评价。因此，利用现代科学技术，研究开发出更科学、更准确、更简便的生药鉴定技术和方法是生药品质保障的基础。

2. 制定生药质量标准　科学、合理地制定生药质量标准和管理规范，提高天然药物从原料到产品的生产规范化管理，整体提高我国天然药物质量和水平，以利于参与国际竞争。

3. 生药规范化种植　规范化种植是确保生药质量的源头，因此，种植的水土、气候、肥料施用、采收等因素对生药质量的影响都是生药学需要研究的内容。

4. 生药资源的开发利用　生物多样性为我们提供了丰富的医药资源，生药学的重要任务之一就是开发利用这一宝贵资源。通过基础的分类、化学、药理等研究，发现、利用新的药用资源、药用部位、药理作用和新的活性成分等。

5. 生物技术在生药生产中的应用　细胞、组织培养，试管苗移栽等技术是解决部分生药资源短缺的重要途径之一；通过应用生物技术，提高某些活性成分的含量，也是当前需要解决的重要问题。

除此，我国生药学的主要任务还包括积极推进中医药的产业化、现代化和国际化。要进一步加强中医药应用基础研究，同时研究开发现代中药，提高现代中药研制的创新能力，并通过实施《中药材生产质量管理规范》（GAP）和《药品生产质量管理规范》（GMP），实现原药材生产的基地化、产业化，规范产品生产标准化，制定中药研制的标准、规范，力争成为传统药物及天然药物研究开发的国际标准。

第二节 生药的生产与鉴定

一、生药的生产

生药的生产包括采收、加工、贮藏和炮制等多个环节，只有合理的生产才能有效保证生药质量，保护和扩大生药资源。

（一）生药的采收

生药的采收中，最重要的是确定最佳采收期，即有效成分含量高且药用部位产量相对较高的时期。但有效成分的积累动态与药用部位产量的关系也因植物基源不同而异，因此不同生药应区别对待，常见的有以下几种情况。

（1）若有效成分含量有显著的高峰期而药用部位产量变化不显著，则以有效成分含量高峰期作为最佳采收期。

（2）若有效成分含量的高峰期与药用部位产量的高峰期不一致，则以有效成分的总含量最大值的时期作为最佳采收期。

（3）若多种因素影响生药的质量，则需对其各指标进行综合分析，确定最佳采收期。但目前很多生药的有效成分尚不明确，不能采用上述方法而需利用传统的采药经验并根据各种药用部位的生长特点，分别掌握合理的采收季节。

一般而言，采收有如下原则：①叶类和全草类：应在植物生长最旺盛时，或在花蕾形成时，或在花盛开而果实、种子尚未成熟时采收。②果实和种子类：果实应在果实成熟或将成熟时采收，少数用未成熟的果实，如枳实等；种子多在种子完全成熟后采收。③根和根茎类：一般宜在植物生长停止，花叶萎谢的休眠期采收，或在春季发芽前采收。但对野生植物而言，地上部分完全枯萎后，不易寻找，故多在花叶尚存时采收。④树皮和根皮类：树皮多在春夏之交采收，此时易于剥离树皮。根皮多在秋季采收。但有些树种生长周期长，有效成分含量低，大量环剥树皮易造成树体死亡，故应注意资源的保护和再生。⑤花类：一般在花开放时采收。但有些生药用花蕾，如槐米、丁香和金银花等。⑥动物类：卵鞘入药的，需在虫卵孵化成虫之前采收；以成虫入药的，需在成虫活动期捕捉；两栖动物宜在"冬眠期"捕捉；鹿茸需在清明后角化前采收。

对生药的采收要合理，注意保护野生资源。凡用地上部分者要留根，凡用地下部分者要采大留小，采密留疏。对动物药要注意加以保护。

（二）生药的处理

大多数生药采收后需进行不同的处理，包括产地加工、干燥和贮藏。

1. **产地加工** 不同的药用部位有不同的加工方法。根和根茎类生药一般于采挖后挑选、洗净、去毛须、立即干燥。某些生药需经特殊处理后干燥，如去皮、切片、抽心、蒸烫，需分别处理；皮类生药一般于采收后修切成一定大小后晒干，或加工成筒状；含挥发油较多的叶类和草类生药，采收后于通风处阴干；草类一般捆扎成一定的重量或体积后干燥；果实类生药一般采收后直接干燥；种子类生药一般直接采收种子干燥，或采收果实干燥后去果皮取种子，或采收果实干燥贮存而取种子入药；花类生药一般直接晒干或烘干。

2. **干燥** 生药采收后都需进行干燥，常用的干燥方法有阳干法、阴干法、烘干法和远红外干燥法等。阳干法主要指将肉质根类生药直接置于阳光下晒干。阴干法是将芳香性花类、叶类、草类生药置于阴凉通风处，使水分自然散发。烘干法可替代上述两种方法，不受天气的限制。但干燥温度应随所含成分不同而不同。含挥发油类生药干燥温度一般宜低于35 ℃，以免挥发油散失；含苷类及生物碱类生药的干燥温度宜为50～60 ℃；而用于制备挥发性芥子油的芥子等的干燥温度宜低于50 ℃。远红外干燥法是将电能转变为波长为25～500 μm的红外线（即远红外线）来对物体进行干燥的方法。一般生药需干燥至含水量为8％～11％。

3. 贮藏　生药的合理贮藏，对保证生药的品质有重要意义。若贮藏不当，生药常发生变质，从而影响疗效。生药贮藏时，主要需做好以下工作。

（1）防虫：主要方法分为物理法和化学法。物理法主要包括太阳暴晒、烘烤、低温冷藏、密封等。化学法主要包括用低剂量的磷化铝熏蒸或采用低毒高敏的新杀虫剂。还有一种较简单的方法，即将几种药材同处存放，利用药材的挥发性气味来防虫。

（2）防霉：预防药材霉烂最彻底的方法是控制库房相对湿度在65％～70％，药材含水量在15％以下；其次是用撞刷、晾晒等简单方法除霉。

（3）防变色：干燥、避光、冷藏等手段可有效防止药材变色。

（4）防泛油：主要方法是避光和冷藏。

（5）应用一些新的贮藏技术：如真空包装、应用除氧剂、气调贮藏、核辐射灭菌等。前三种方法都是通过降低氧的浓度，使害虫缺氧窒息而死，从而控制一切虫害和真菌活动。最后一种方法是用钴射线对药材及中成药进行杀虫灭菌处理。

二、生药的鉴定

生药的鉴定是综合利用传统的和现代的检测手段，依据国家药典，部颁和地方药品标准以及有关资料规定或记载的生药标准，对生药进行真实性、纯度、品质优良度的检定，以确保生药的真实性、安全性和有效性。

（一）原植（动）物鉴定

生药的原植（动）物鉴定又称基源鉴定，是利用植（动）物分类学的基础知识与方法，对生药的来源进行鉴定，确定物种，给出原植（动）物的正确学名。这是生药鉴定的根本，也是生药后续生产、资源开发及新药研究工作的基础。

（二）性状鉴定

性状鉴定是通过人体的感官看、摸、闻、尝及水试、火试的直观方法观察生药的形状、大小、色泽、表面、质地、气味等特征进行生药真实性鉴定的方法。这种鉴定方法，更多的是医药工作者长期经验积累的总结，方法简便易行、快速有效，是常用的鉴定方法之一。

（三）显微鉴定

显微鉴定是利用显微镜来观察生药的细微结构，如组织构造、细胞形态及细胞所含物等特征，进行生药真实性鉴定的方法。显微鉴定主要包括组织鉴定和粉末鉴定，适用于通过性状鉴定不易识别的生药，性状相似而难以区别的多来源生药、破碎生药、粉末生药及由粉末生药制成的中成药。近年来，扫描电子显微镜已成为新的工具应用于各类生药的鉴定。

（四）理化鉴定

生药的理化鉴定是利用物理的或化学的分析方法，对生药中所含有效成分或主要成分进行定性和定量分析，以鉴定其真伪优劣的一种方法。生药的理化鉴定技术发展很快，新的分析手段和方法不断出现，生药的理化鉴定是确定生药真伪优劣和控制药品质量最为重要的技术手段。常用的理化鉴定方法有一般理化鉴别、分光光度法、色谱法、化学指纹图谱、定量分析与方法学验证等。

（五）生药分子鉴定

生药分子鉴定是运用DNA分子标记技术对生药进行真伪优劣的鉴定，确定其基源，评价其质量的一种方法。与传统的生药鉴定方法相比，生药分子鉴定具有下列特点：①DNA的遗传稳定性使得其更为准确、可靠；②DNA的遗传多样性使得其有较广泛的实用性；③DNA的化学稳定性使得其有较高的适用性。

（六）指纹图谱鉴定

指纹图谱鉴定是一种综合的、可量化的鉴定手段，它是借助DNA指纹图谱发展而来的，主要建立在中药化学成分系统研究的基础上，用于评价中药材以及中药制剂半成品质量的真实性、优良性和稳定性。

第三节　生药的标准

药品的标准是对药品的质量规格和检验方法所作的技术规定，是药品生产、供应、使用、检验部门遵循的法定依据，其具有法律约束力。我国目前颁布的药品标准共有三类。

一、《中华人民共和国药典》

《中华人民共和国药典》简称《中国药典》，是我国的国家药品标准，收载的是疗效确切、副作用小、被广泛应用、能批量生产、质量水平较高并有合理的质量控制手段的药品。2020年版《中国药典》为第十一版药典，其中一部收载中药材、中药饮片、植物油脂和提取物、成方制剂和单味制剂等。每种药材一般的记载格式和规定项目依次有名称（中文名、汉语拼音、拉丁名）、基源、性状、鉴别、检查、含量测定、浸出物、炮制、性味与归经、功能主治、用法用量、注意及贮藏等。

二、部颁标准

部颁标准即中华人民共和国国家卫生健康委员会（原卫生部）颁发的药品标准。此标准是对药典的补充，由药典委员会编写，经国务院卫生行政部门颁布。其主要收载药典尚未收载的常用且有一定疗效的药品，部颁标准也具有法律效力，部颁标准为全国药品生产、供应、使用和检验部门检查和监督药品质量的依据。

三、地方标准

地方标准即各省、直辖市、自治区卫生行政部门审批颁布的药品标准。它收载《中国药典》及部颁标准中尚未收载的药品，或虽有收载但规格有所不同的本省、直辖市、自治区生产的药品，它仅具有地区性约束力。

以上三类标准均规定了收载生药的标准要求，国内生产并投入市场的中药材、中药饮片、中药提取物、植物油脂、中成药等都应以上述三种标准作为检验质量的依据。

第四节　生药学的发展趋势

随着人类的进步和科学技术的发展，尤其是现代仪器分析、分子生物学技术的迅速发展及它们在生药学领域的广泛应用，生药学的研究和发展迎来了更加崭新的局面，其发展正朝着更深、更广的层次和领域迈进。

一、生药鉴定朝着微观方向发展

现代仪器分析及一些新分析方法的应用，如紫外光谱、红外光谱、薄层色谱、气相色谱、高效液相色谱、核磁共振波谱、质谱等，使生药化学成分的识别及定性定量研究更方便、更快捷。而指纹图谱技术、分子标记技术等则使生药的鉴定能在更深层次的分子水平上准确地进行。

二、 生药品质评价朝着深度发展

现代生药学已经可以从选种、嫁接、杂交以及环境条件、栽培技术和病虫害防治等多方面，对影响生药品质的因素进行研究，同时以主要药效物质含量作为评价指标，进行生药的最佳采收期、加工方法、贮藏条件等方面的研究，生药品质评价体系逐渐形成，其评价更加科学、客观。

三、 人工制造生药的有效成分成为可能

目前人们已经开始用人工方法让药用植物遗传因子发生突变和形成多倍体植物，使生药中超微量有效成分广泛应用于临床防病治病成为现实。同时，利用示踪原子探索有效成分在植物体内的形成过程及其影响因素，利用组织和细胞培养方法制备或生产药用植物的有效物质方面的研究，也有了明显的进展。

四、 药材道地性的本质正在被揭示

人们应用现代科学技术和生物技术综合研究生物与环境之间长期的相互作用对道地药材品质的影响，揭示了药材道地性形成的规律和实质，为合理发展道地药材，持续利用优质药材资源提供了科学的理论依据，也取得了一定成绩。

五、 生药新资源的开发与利用已有良好的基础

大量积累的天然药物化学成分知识为开展植物的化学成分与其亲缘关系的科学探究奠定了基础。生药形态分类方法正朝着现代化学分类转变，同时植物化学分类学也将促进新生药资源的开发与利用。

六、 生药质量标准的规范化正在深入研究中

中药要进入世界医药主流市场，生药品质的优良和规范的质量标准是重要的影响因素。我国在常用生药品种整理、质量研究和生药质量标准的规范化研究方面，已经做了大量工作。生药规范的质量标准和生药材国际参照执行标准的研究、制定，必将极大地促进我国中医药事业的发展，推动中医药走向世界。

知识链接

道地药材

道地药材是指某些地区栽培生产的优质药材，也包括优质野生药材，该产地称道地产区。"道地"本指各地特产，后演变为"货真价实、质优可靠"的代名词。道地药材因生产较为集中，栽培技术、采收加工也都有一定的讲究，以至较同种药材在其他地区所产者品质佳、疗效好。据初步统计，传统道地药材有200多种，其生产数量和产值都占80%以上。一些道地药材，常在名称前加上道地产区，例如川泽泻、建泽泻分别表示四川和福建产的道地药材泽泻。道地药材是中药材生产中的一个重要特色。

根据我国中药资源的分布区域，道地药材可分为十四类：川药、广药、云药、贵药、怀药、浙药、关药、秦药、淮药、北药、南药、蒙药、藏药和维药。

⇥ **小　结**

生药学是利用植物学、动物学、矿物学、植物化学、药物分析、药理学及本草学等学科知识研

究天然药物的学科。其研究任务主要有生药鉴定的技术和方法研究、制定生药质量标准、生药规范化种植、生药资源的开发利用及生物技术在生药生产中的应用等。目前生药学的研究和发展迎来了崭新的局面，其发展正朝着更深、更广的层次和领域迈进。

→ 目标检测

参考答案

一、单选题

1.来源于植物、动物和矿物的新鲜品或经过简单的加工，直接用于医疗保健或作为医药用原料的天然药材称为（　　　）。

A.中药 　　　　　　　　B.中药制剂 　　　　　　　　C.天然药物

D.生药 　　　　　　　　E.中成药

2.生药的鉴定是依据相关标准，对商品生药或检品进行（　　　）的鉴定。

A.真实性 　　　　　　　　B.真实性、纯度和品质优良度

C.杂质检查 　　　　　　　　D.纯度

E.品质优良度

3.下列哪一项不属于药材变质现象？（　　　）

A.霉变 　　　　B.变色 　　　　C.断裂 　　　　D.虫蛀 　　　　E.泛油

4.2020年版《中国药典》中，收载中药材及饮片、植物油脂和提取物、成方制剂和单味制剂的是（　　　）。

A.一部 　　　B.二部 　　　C.三部 　　　D.一、二、三部都有收载 　　　E.四部

5.一般果实类药材采收时期通常是（　　　）。

A.花将开放或正盛开时 　　　B.秋季至次年早春植株开始生长时

C.花开放至凋谢时 　　　D.果实成熟或将成熟时

E.植物生长最旺盛时

二、名词解释

1.生药

2.基源

3.生药鉴定

三、简答题

1.现阶段生药学的研究任务有哪些？

2.生药鉴定的方法有哪些？

3.目前我国生药质量控制标准分为哪几级？

（鄂州职业大学　谢耀峰）

中 药 学

扫码看 PPT

第一节　中药学的性质与任务

一、 中药学的性质

中药是我们的祖先在长期医疗实践中积累起来的，收载于我国历代诸家本草学著作中的药物，是我国古代优秀文化遗产的重要组成部分。

中药学是研究中药基础理论和常用中药的来源、性状、功效及应用方法等知识的一门学科，是我国医学的一个重要组成部分。中药学的学习内容如下：中药、中药学的概念，中药的起源和发展；中药的产地与采集，药材的概念，以及在保证药效的前提下，如何发展道地药材；中药炮制的概念、目的与方法；中药药性的概念，中药治病的机理，中药配伍的目的、原则及药物"七情"的概念、中药配伍应用规律；用药禁忌的概念及主要内容；中药的用药剂量与用法，剂量与疗效的关系，确定剂量的依据及中药煎服方法等。

二、 中药学的任务

中药学是一个不断发展的学科，由最初的《神农本草经》记载365味中药，到明代《本草纲目》收录1892味中药，再到近年出版的《中华本草》共收集8980味中药，就是很好的例证。随着现代科学技术的快速发展和人类文明的不断进步，中药学面临新的机遇，除了开发传统的药用资源，进行药效物质的基础研究、药材种植的规范化、药材鉴定新技术的研究及促进中药标准化、现代化等外，如何将传统中药的优势、特色与现代科学技术相结合，解决中药现代化问题，也是中药学的重要任务。

第二节　中药的性能

中药的性能指与中药治疗作用有关的性质和功能。"性"即药性，"能"即效能，每种中药都有一定的性能。中药的性能理论又称药性理论，它既是中药功效的高度概括，也是认识中药功效和应用中药的理论基础。

一、四气

四气即中药的寒、热、温、凉四种不同的药性。它是通过调节机体寒热变化来纠正人体阴阳盛衰，是从药物作用于人体所发生的反应和所获得的不同疗效中概况出来的。

四气中温与热，寒与凉是具有共性的，温次于热，热即大温；凉次于寒，凉即微寒，即在共性中又有程度上的差异。而温热与寒凉是两类不同的属性，这是从药物对机体的作用中概括出来的。治疗热证的药物是寒凉的，治疗寒证的药物是温热的。此外，还有一种"平性"药，即药性较平和，偏热或偏寒不明显，未越出寒、热、温、凉四性范围，虽有寒、热、温、凉、平五种属性，但一般仍称四气，而不称五气。

一般把具有温里散寒、补火助阳、活血通络、行气疏肝、芳香开窍等兴奋人体机能活动功能的药物定为温热药；具有清热泻火、凉血解表、平肝潜阳等降低人体病理性机能亢进功能的药物定为寒凉药。

通过长期临床实践，对寒、热、温、凉的作用加以归纳，人们提出了"疗寒以热药，疗热以寒药""热者寒之，寒者热之"的治疗用药原则。

二、五味

五味的本义是指药物和食物的真实滋味。药食的滋味可以通过口尝而察得。药性的五味是指药物有酸、苦、甘、辛、咸五种不同的味道，因而具有不同的治疗作用。有些药物还具有淡味或涩味，因而实际上不止五味。但是五味是最基本的五种滋味，所以一般仍称为五味。"辛散、酸收、甘缓、苦坚、咸软"，这是对五味属性和作用的归纳。五味的作用及主治病证分述如下。

辛，"能散、能行"，即具有发散、行气、行血的作用。辛味药多用于治疗表证及气血阻滞之证。如苏叶发散风寒、川芎活血化瘀等。

甘，"能补、能和、能缓"，即具有补益、和中、调和药性和缓急止痛的作用。甘味药多用于治疗正气虚弱、身体诸痛等。如人参大补元气、熟地滋补精血、甘草调和药性并解药食中毒等。

酸，"能收、能涩"，即具有收敛、固涩的作用。酸味药多用于治疗体虚多汗、肺虚久咳、遗精滑精、遗尿尿频、崩带不止等证。如五味子固表止汗，乌梅敛肺止咳，五倍子涩肠止泻等。

苦，"能泄、能燥、能坚"，即具有清热泻火、泄降气逆、通泄大便、燥湿、坚阴等作用。苦味药多用于治疗热证、火证、便秘等。如黄芩、栀子清热泻火，大黄、枳实泄热通便等。

咸，"能下、能软"，即具有泻下通便、软坚散结的作用。咸味药多用于治疗大便燥结、水肿等证，如芒硝泄热通便，海藻软坚散结等。

此外，还有一些药物具有淡味或涩味。淡，"能渗、能利"，即具有渗湿利水的作用，淡味药多用于治疗水肿、脚气、小便不利之证。如薏苡仁、通草、灯心草、茯苓、猪苓、泽泻等。涩，与酸的作用相似，多用于治疗虚汗、泄泻、尿频、遗精、滑精、出血等证。如莲子固精止带，禹余粮涩肠止泻，乌贼骨收涩止血等。

临床辨证用药时，对五味要有选择。如辛能散气，故气虚时不宜用辛味药；甘能助湿，故中满者不宜用甘味药；苦能燥湿，故津液不足者应慎用苦味药；酸能敛涩，故余邪未尽者慎用酸味药；咸多滋润，故脾胃虚寒者忌用咸味药。

三、归经

归经是药物作用于机体的部位。归是作用的归属，经是脏腑经络的概称。所谓归经，就是指药物对机体某部分的选择作用。归经是说明某种药物对某些脏腑经络的病变起着主要或特殊的治疗作用，药物的归经不同，其治疗作用也就不同，归经指明了药物治病的适用范围。

药物的归经，主要以其临床疗效为依据，但与药物自身的特性也有一定的联系。如味辛色白入肺、大肠经，味苦色赤入心、小肠经等，都是以药物的色与味作为归经的依据。再如麝香芳香开窍入心经，佩兰芳香醒脾入脾经等，都是以形、气归经的例子。

归经理论只是药性的一个方面，临床应用时，还必须与四气五味、升降浮沉结合起来，全面分析，才能准确地指导临床用药。

四、升降浮沉

药物的升降浮沉性能，主要以改善脏腑气机升降紊乱和病势顺逆的功效为依据。升与降、浮与沉都是相对立的作用趋向，升是上升、升提，降是下降、降逆，浮是升浮、向外发散，沉是下沉、向内收敛。升浮药物的特点是向上向外，具有升阳、举陷、发表、散寒、祛风、开窍等药理作用；而沉降药物的特点是向下向里，具有潜阳、降逆、平喘、收敛、泻下、渗利等作用。药物的升降浮沉是与疾病所表现出来的趋向相对而言的，是说明药物作用的理论基础之一。

就药物的性味而言，一般味属辛、甘，气属温、热的药物，大多属于升浮药，如麻黄、升麻、黄芪等；味属苦、酸、咸，性属寒、凉的药物，大多属于沉降药，如大黄、芒硝、山楂等。

从药物的质地、部位与升降浮沉的关系来看，一般花、叶、皮、枝等质轻的药物大多为升浮药，如苏叶、菊花等；而种子、果实、矿物、贝壳等质重者大多属于沉降药，如苏子、枳实、牡蛎等。除上述一般规律外，某些药物也有特殊性，如"诸花皆升，旋覆独降""诸子皆降，苍耳独升"。

药物的升降浮沉并不是一成不变的，临床上往往受到炮制与配伍的影响而发生变化。如有些药物酒制则升，姜炒则散，醋炒收敛，盐炒下行。如大黄属于沉降药，泄热通便，经酒炒后，大黄则可清上焦火热，治目赤头痛。这说明药物的升降浮沉可受多种因素的影响，在一定的条件下甚至可以相互转化。

五、毒性

历代本草书籍中，常在每一味药物的性味之下，标明其"有毒"或"无毒"。有毒无毒也可简称为毒性，毒性是药物性能的重要标志之一，它是确保用药安全必须注意的问题。

（一）毒性的概念

古代药物毒性的含义较广，既认为毒药是药物的总称，毒性是药物的偏性，又认为毒性是药物毒副作用大小的标志。现代药物毒性的含义有两个方面：一是指中毒剂量与治疗剂量比较接近，或某些药物治疗量已达到中毒剂量的范围，因此治疗用药时安全系数小；二是指毒性对机体组织器官损害剧烈，可产生严重或不可逆的后果。

（二）正确对待中药的毒性

正确对待中药的毒性，是安全用药的保障，包括总体评估中药的毒性，正确看待文献记载，正确看待临床报道，以及加强毒性中药的使用管理等。

1. 正确理解中药毒性的含义，合理利用中药毒性 不论广义的毒性还是狭义的毒性，自古至今中医药界都不否认中药的毒性问题，而且明确认为毒性是中药的重要性能之一，并以此指导临床用药。中医临床中"以毒攻毒"，就是利用适宜的中药毒性治疗某些疾病。

2. 正确理解中药中毒的原因 我国古代就对中药的毒性有了客观认识，并摸索出毒性药物的使用方法和禁忌。严格按照这些药物使用方法用药，一般不会出现严重中毒反应。发生中药中毒的主要原因有以下几个方面：一是剂量过大或用药时间过长导致中毒；二是误服伪品；三是炮制不当；四是制剂方法、服法不当。此外，个体差异与自行服药也是引起中毒的原因。

3. 正视中药毒性，客观地报道中药的毒性 与西药相比，中药虽经过炮制、配伍等减毒方法处理后应用于临床，毒性降低，但并非绝对无毒。例如，有文献报道，雷公藤、黄药子、苍耳子、川大黄、泽泻、虎杖等中药对肝脏有损害，而关木通、汉防己、马兜铃、青木香、雄黄、朱砂、轻粉等对肾脏有损害。长期或大量服用含有以上药物的方剂时，应定期检查肝肾功能。针对中药毒性问题，进行毒理安全性实验研究将是中药现代化研究的关键问题之一。

第三节 中药的应用

一、中药的功效

中药的功效是指在中医药理论指导下，中药用于防治疾病的作用或疗效，也称中药的功能。人们对中药功效的认识，是随着对疾病认识的加深而不断发展起来的。中药具体的功效与作用因中药的种类不同而有所不同。

（一）对因治疗功效

中药对因治疗是指去除引起疾病的各种致病因素，包括祛邪、扶正、调理脏腑功能、消除病理产物等方面。如祛风、扶正、胜湿等偏于祛邪消因，主要针对致病邪气发挥治疗作用；疏肝解郁、和胃降逆、开宣肺气等偏于协调脏腑功能，主要针对脏腑功能失调发挥调节治疗作用；益气、滋阴、补血、壮阳等属于扶正功效，主要针对气血阴阳不足发挥补益治疗作用；而消食、利水、祛痰、化瘀等则通过消除病理产物而发挥治疗作用。

（二）对症治疗功效

中药对症治疗功效就是缓解或消除疾病的某些症状，以减轻患者痛苦，防止病情进一步恶化。如止痛、止血、止咳、止泻等皆属于对症治疗功效，对症治疗功效主要解除疾病当前阶段比较突出的表象问题。

对因治疗属于治本，对症治疗属于治标，中医临床用药时多根据病情辨证论治，多药合用，标本兼治。

（三）配伍功效

配伍功效是指药物配合应用后所产生的新的功效，如桂枝汤中桂枝与芍药的配伍，一治卫强，一治营弱，共奏调和营卫之功。配伍是中药运用的基本形式，配伍功效可丰富中药功效的内容，扩大应用范围，拓宽研究领域。

中药按功效分，有解表药、清热药、化痰止咳平喘药、平肝息风药、祛风湿药、活血化瘀药、行气药、止血药、芳香化湿药、消食药、利水渗湿药、安神药、补虚药和泻下药等。

二、中药的配伍

根据病情的不同需要和中药的药性特点，有选择地将两种或两种以上的中药配合在一起应用，称作中药的配伍。

前人将单味药的应用同药与药之间的配伍关系，总结为七个方面，即中药的"七情"，包括单行、相须、相使、相畏、相杀、相恶、相反七个方面。

（一）单行

单行是单用一味药来治疗某种病情单一的疾病。对于病情比较单纯的病证，往往选择一种针对性较强的药物即可达到治疗目的。如古方独参汤，即单用一味人参，治疗大失血所引起元气虚脱的危重病证。

（二）相须

相须是两种功效类似的中药配合应用，以增强原有药物的功效。如麻黄配桂枝，能增强发汗解表、祛风散寒的作用。这种同类相须配伍应用的例证，历代文献有不少记载，它构成了复方用药的配伍核心，是中药配伍应用的主要形式之一。

（三）相使

相使是以一种中药为主，另一种中药为辅，两药合用，辅药可以提高主药的功效。如黄芪配茯苓，治脾虚水肿。黄芪为健脾益气、利尿消肿的主药，茯苓淡渗利湿，可以增强黄芪益气利尿的作用。

（四）相畏

相畏是两药配伍时，一种中药的毒副作用被另一种中药所抑制。如半夏畏生姜，即生姜可以抑制半夏的毒副作用，生半夏可"戟人咽喉"，令人咽痛音哑，用生姜炮制后制成姜半夏，其毒副作用得到缓解。

（五）相杀

相杀是两药配伍时，一种中药能够消除另一种中药的毒副作用。如羊血杀钩吻、金钱草杀雷公藤。相畏和相杀没有本质的区别，是从自身的毒副作用受到对方的抑制和自身能消除对方毒副作用两个角度提出来的配伍方法，即同一配伍关系的两种不同提法。

（六）相恶

相恶是两药配伍时，一种中药能降低另一种中药的功效。如人参恶莱菔子，是指莱菔子能削弱人参的补气作用；生姜恶黄芩，是指黄芩能削弱生姜的温胃止呕作用。

（七）相反

相反是两种中药同用能产生毒副作用或使毒副作用增强。如甘草反甘遂、贝母反乌头等。

七情除单行外，相须、相使可以起到协同作用，能提高药效，是临床常用的配伍方法；相畏、相杀可以减轻或消除毒副作用，以保证用药安全，是使用毒副作用较强药物的配伍方法，也可用于有毒中药的炮制及中毒解救；相恶则是因为药物的拮抗作用，抵消或削弱其中一种药物的功效；相反则是药物相互作用，能产生毒性反应或强烈的副作用，故相恶、相反是配伍用药的禁忌。

中药的配伍应用是中医用药的主要形式，药物按一定法度加以组合，并确定一定的用药比例，制成适当的剂型，即是方剂。方剂是中药配伍的发展，也是中药配伍应用更普遍、更高级的形式。

三、 中药的用药禁忌

中药的用药禁忌主要包括配伍禁忌、证候禁忌、妊娠用药禁忌和服药时饮食禁忌四个方面。

（一）配伍禁忌

配伍禁忌是指某些中药合用会产生剧烈的毒副作用或使药效降低，因而应该避免配合应用。

配伍禁忌主要包括药物七情中的相反、相恶两个方面。其中相恶的内容在配伍中已有论述；相反则包括"十八反""十九畏"的若干配伍药对。十八反：甘草反甘遂、大戟、海藻、芫花；乌头反贝母、瓜蒌、半夏、白蔹、白及；藜芦反人参、沙参、丹参、玄参、苦参、细辛、芍药。十九畏：硫黄畏朴硝，水银畏砒霜，狼毒畏密陀僧，巴豆畏牵牛，丁香畏郁金，川乌、草乌畏犀角，牙硝畏三棱，官桂畏石脂，人参畏五灵脂。

（二）证候禁忌

由于药物的药性不同，其作用各有专长和一定的适用范围，因此，临床用药也就有所禁忌，这就是"证候禁忌"。

（三）妊娠用药禁忌

妊娠用药禁忌指妇女妊娠期治疗用药的禁忌。根据药物对胎儿损害程度的不同，一般可分为慎用与禁用两大类。凡禁用的药物绝对不能用于妊娠期妇女，慎用的药物可以根据病情的需要斟酌使用。

（四）服药时饮食禁忌

服药时饮食禁忌是指服药期间对某些食物的禁忌，简称食忌，即通常所说的忌口。一般应忌食生冷、油腻、腥膻、有刺激性的食物。此外，根据病情的不同，服药时饮食禁忌也有区别。

四、中药的用药剂量

中药的用药量通称剂量，是指临床应用时的分量，主要指每味药的成人一日量。准确地掌握用药剂量，是确保用药安全、有效的重要因素之一。但中药的剂量不是一成不变的，须依据药物因素、患者情况及季节环境来确定。

（一）药物的性质与剂量的关系

在使用剧毒药物时，用量宜小，并以少量开始，视病情变化，再考虑逐渐增大剂量；一旦病势已减，应逐渐减小剂量或立即停服，以防中毒或产生副作用。在使用一般药物时，对质地较轻或容易煎出的药物如花、叶之类，用量不宜过大；质重或不易煎出的药物如矿物、贝壳之类，用量应较大；新鲜的药物因含有水分，用量可大些，干燥的药物用量应少些。过于苦寒的药物，多用会损伤肠胃，故剂量不宜过大，也不宜久服。

（二）剂型、配伍与剂量的关系

在一般情况下，同样的药物，入汤剂比入丸、散剂用量要大一些；应用复方时，比单味药用量要小一些。

（三）年龄、体质、病情与剂量的关系

成人和体质较强的患者，用量可适当大一些；儿童及体弱患者，剂量宜酌减。另外，病情轻者，不宜用重剂；病情较重者，剂量可适当增大。

（四）季节、居住环境与剂量的关系

在确定药物剂量时应考虑到地区、季节、气候及居住环境等方面的因素，做到"因时制宜""因地制宜"。

五、中药的用法

中药的用法，一般泛指中药应用的方法。中药应用方法内容广泛，这里主要介绍中药的给药途径、应用形式、煎煮方法和服药方法四个方面。

（一）给药途径

给药途径是影响中药疗效的因素之一。中药的传统给药途径，主要是内服和外用（口服和皮肤用药）。此外还有吸入、舌下给药、黏膜表面给药、直肠给药等多种途径，后又增添了皮下注射、肌内注射、穴位注射和静脉注射等途径。

不同的给药途径各有其特点。给药途径不同，会影响药物吸收的速度、数量以及作用强度。甚至有的中药必须以某种特定途径给药，才能发挥某种作用。

临床用药时，具体应选择何种途径给药，应综合考虑药物的作用特点与病情的需要。对给药途径的选择是通过对剂型的选择来体现的。

（二）应用形式

中药需要进行加工制成适合医疗、预防应用的剂型。传统剂型中，有供口服的汤剂、丸剂、散剂、煎膏剂、露剂等，供皮肤用的软膏剂、硬膏剂、散剂、涂剂、搽剂、浸洗剂等，供体腔使用的栓剂、药条等。后来又研制开发了中药注射剂、胶囊剂、颗粒剂、气雾剂等剂型。

（三）煎煮方法

中药的疗效与剂型的选择是否得当、制剂工艺的操作是否得当有密切关系。汤剂是中药常用的

剂型之一，汤剂的制作对煎具、用水、火候、煮法都有一定的要求。掌握正确的煎煮方法，是保证临床用药疗效的重要条件。

（四）服药方法

根据病情需要和药物特性，选择适当的服药方法，也是合理用药的要求。

1. 服药时间 一般中药汤剂，每日早、晚两次分服。具体服药时间应根据病情需要及药物特性来确定。服药时间有清晨空腹服、饭前服、饭后服及特定时间服。

2. 服药量 一般疾病服用汤剂，多为每日一剂，每剂分两次服或三次服。病情急重者，可每隔4小时左右服药一次，昼夜不停，使药力持续，以利于顿挫病势；应用发汗药、泻下药时，因药力较强，服药应适可而止；呕吐患者服药宜小量频服，药量小则对胃的刺激性小，不致药入即吐，多次频服，方可保证一定的服药量。

3. 服药冷热 应根据病情和药物性质来确定。服药的冷热，多针对汤剂而言。一般汤剂，多宜温服。若治寒证，则用热药，更宜热服；治热病宜用寒药，如热在胃肠，患者欲冷饮，则可凉服；如热在其他脏腑，患者不欲冷饮，则寒药仍以温服为宜。另外，用反治法时，也有热药凉服或凉药热服者。

第四节　中成药的临床应用

中成药是在中医药理论指导下，以中药饮片为原料，按规定的处方和标准制成具有一定规格的剂型，可直接用于疾病防治的制剂。

一、中成药的常用剂型

中成药分内服和外用两种。内服中成药的常用剂型为丸剂、散剂、颗粒剂、片剂、胶囊剂等，主要适用于脏腑气血异常所导致的各种疾病。内服中成药一般在中药材的毒副作用方面要求比较严格。外用中成药的常用剂型有贴膏剂、搽剂、栓剂、滴鼻剂、滴眼剂、气雾剂等，主要适用于疮疡、外伤等皮肤科及五官科的多种疾病。外用中成药中的相当数量有不同程度的毒性，使用时应慎重，以防中毒。

二、中成药的不良反应

中成药的不良反应是指中成药在正常用法和用量情况下，产生的非预期且对机体有害的反应，常见的不良反应有如下类型。

（一）副作用

副作用指在治疗剂量下所出现的与治疗目的无关的作用，是对机体危害性不大的不良反应。如当归有活血养血润肠之功效，当用其活血养血功效时，润肠作用则为副作用，可引起患者轻度腹泻或使慢性腹泻者症状加重。

中成药成分复杂，药理作用多样，因此其副作用是存在的，而且可表现在多个方面，其中单味药的应用更为突出，但通过组方后，其副作用可明显减轻。

（二）毒性反应

毒性反应是指剂量过大或用药时间过长引起的机体生理、生化、功能和结构的病理变化。因剂量过大而发生的毒性反应称为急性毒性，多损害循环、呼吸和神经系统；因长期用药，体内药物蓄积过多而发生的毒性反应则称为慢性毒性，常损害肝、肾、造血器官和内分泌器官的功能。毒性反应还包括"三致"反应，即致畸、致癌、致突变，"三致"反应属于中药慢性毒性中的特殊毒性反应。毒性反应一般比较严重，应该尽量避免。

（三）过敏反应

过敏反应是指机体受到某些中药或中成药成分刺激后，体内产生了抗体，当该药再次进入机体时，发生抗原抗体结合反应，造成组织损伤或生理功能紊乱。中成药过敏反应发生率与日俱增，其表现有轻有重，轻者表现为皮疹、斑丘疹、红斑等，重者表现为剥脱性皮炎、过敏性休克，甚至发生死亡。

三、 中成药的临床应用原则

（一）辨证用药

依据中医理论，辨别、分析疾病的证候，针对证候确定具体治法，依据治法，选定适宜的中成药。

（二）辨病辨证结合用药

辨病用药是针对中医的疾病或西医诊断明确的疾病，根据疾病特点选用相应的中成药。临床使用时，可将中医辨证与中医辨病相结合、西医辨病与中医辨证相结合，选用相应的中成药，但不能仅根据西医诊断选用中成药。

（三）剂型的选择

应根据患者的体质强弱、病情轻重缓急及各种剂型的特点，选择适宜的剂型。

（四）使用剂量的确定

对于有明确使用剂量的中成药，超剂量使用时应慎重。有使用剂量范围的中成药，老年人使用剂量应取较小值。

（五）合理选择给药途径

能口服给药的，不采用注射给药；能肌内注射给药的，不选用静脉注射或静脉滴注给药。

（六）使用中药注射剂的注意事项

（1）用药前应仔细询问过敏史，对过敏体质者应慎用。

（2）严格按照药品说明书规定的功能主治使用，辨证施药，禁止超功能主治用药。

（3）中药注射剂应按照药品说明书推荐的剂量、调配要求、给药速度和疗程使用，不超剂量、过快滴注和长期连续用药。

（4）中药注射剂应单独使用，严禁混合配伍，谨慎联合用药。对长期使用的中药注射剂，每两个疗程间要有一定的时间间隔。

（5）加强用药监护。用药过程中应密切观察用药反应，发现异常立即停药，必要时采取积极救治措施。尤其是老年人、儿童、肝肾功能异常等特殊人群和初次使用中药注射剂的患者，应慎重使用，加强监测。

第五节　中药的现代化

中药现代化是指在继承和发扬中医药优势和特色的基础上，充分利用现代科学技术的理论、方法和手段，借鉴国际通行的医药标准和规范，对中药进行研究、开发、生产和管理，提高中药的国际竞争力，适应当代社会发展需求。

中药现代化是中药走向世界、为全世界所认可的必要基础，其首要目标就是中药国际化。经过几千年的发展，我国已经积累了相当丰富的中医中药经验，这为中药现代化提供了宝贵的经验支撑。

　　中药现代化和国际化，对我国经济、社会、文化和科学技术的发展都具有重要意义。对中草药的研究能够将我国药材资源转化为现实生产力，产生新的经济增长点，促进国家和地方经济的发展。中药现代化和国际化有利于弘扬中华民族的优秀文化，提高国家医药大国威望。另外，在中药现代化和国际化的发展道路上，涉及众多学科的联合攻关，实现跨学科的多角度合作，这对于现代科技能够起到启发和促进作用。

知识链接

中国中医药发展战略

　　《中医药发展战略规划纲要（2016—2030年）》（以下简称《战略规划》）设置了两个阶段性目标：到2020年，实现人人基本享有中医药服务，中医药服务可得性、可及性显著改善，中医药产业成为国民经济重要支柱之一；到2030年，中医药治理体系和治理能力现代化水平显著提升，中医药在治未病中的主导作用、在重大疾病中的协同作用、在疾病康复中的核心作用得到充分发挥，公民中医健康文化素养大幅度提升，中医药服务领域实现全覆盖。

　　《战略规划》提出，原则上在每个地市级区域、县级区域设置1个市办中医类医院、1个县办中医类医院；进一步放宽社会办医的准入条件，减少行政审批，加快社会办中医类机构发展，鼓励社会力量举办连锁中医医疗机构、中医类专科医院，只提供传统中医药服务的中医门诊部、中医诊所，不受医疗机构设置规划、区域卫生规划布局限制。推进中药工业数字化、网络化、智能化建设，加速中药生产工艺、流程的标准化、现代化，逐步形成大型中药企业集团和产业集群，中药工业总产值占医药工业总产值30%以上。

→ 小 结

　　中药学是研究中药基础理论和常用中药的来源、性状、功效及应用方法等知识的一门学科，是我国医学的一个重要组成部分。中药的性能主要包括四气、五味、归经、升降浮沉、毒性等。中药的应用研究的内容有中药的功效、配伍、用药禁忌、用药剂量和用法等。中成药是在中医药理论指导下，以中药饮片为原料，按规定的处方和标准制成具有一定规格的剂型，可直接用于疾病防治的制剂。中成药研究内容有中成药的常用剂型、不良反应、临床应用原则等。中药学是中医药的一个重要组成部分，各个时代都有它的成就和特色，而且历代相承。今后，中药学仍有广阔的前景，我们要遵循中医药的发展规律，传承精华，守正创新，加快推进中医药现代化、产业化，推动中医药事业和产业高质量发展，推动中医药走向世界。

→ 目标检测

参考答案

一、单选题

1.中药学起源于（　　　）。

A.神农尝百草　　　　　　B.祖先寻找食物　　　　　　C.祖先的生产实践活动

D.祖先的实验　　　　　　E.祖先的想象

2.下列哪一项不属于中药的五味？（　　　）

A.苦　　　　　　B.甘　　　　　　C.涩　　　　　　D.酸　　　　　　E.辛

3.四气的确定是（　　）。

A.从人体的感官感觉出来的

B.从疾病的性质中总结出来的

C.从季节的不同变化中总结出来的

D.从药物作用于人体所产生的反应和所获得的不同疗效中总结出来的

E.从气温的不同变化中总结出来的

4.温热药的功效是（　　）。

A.温里散寒　　　　　　B.凉肝息风　　　　　　C.清热解毒

D.滋阴除蒸　　　　　　E.凉血解表

5.苦味药的作用不包括（　　）。

A.清热泻火　　　　　　B.坚阴　　　　　　C.通泄大便

D.缓急止痛　　　　　　E.泄降气逆

6.具有收敛固涩作用的是（　　）。

A.苦味　　　　　B.酸味　　　　　C.辛味　　　　　D.甘味　　　　　E.咸味

7.具有升浮性质的性味是（　　）。

A.甘、辛、凉　　　　　　B.辛、苦、热

C.淡、甘、寒　　　　　　D.辛、甘、温

E.辛、寒、温

8.归经是指（　　）。

A.药物具有的升降浮沉作用趋向

B.药物对于机体某部分的选择性作用

C.药物具有的辛、甘、酸、苦、咸五种滋味

D.药物具有的寒、热、温、凉四种性质

E.药物的毒性大小

9.运用药物的归经理论，还须考虑（　　）。

A.药物的用量　　　　　　B.药物的用法

C.药物的四气五味、升降浮沉　　　　D.药物的采收

E.药物的炮制

10.下列关于中药毒性的说法中错误的是（　　）。

A.古代药学中的"毒"为药物总称

B."毒"指药物的副作用

C."毒"指药物的毒性

D."毒"指药物的四气五味

E."毒"可产生严重或不可逆的后果

11.相须、相使配伍可（　　）。

A.增进疗效　　　　　　B.降低疗效

C.减弱毒性　　　　　　D.降低副作用

E.增强毒性

12.人参配莱菔子，莱菔子能消弱人参的补气作用，这种配伍关系属于（　　）。

A.相须　　　　B.相使　　　　C.相畏　　　　D.相恶　　　　E.相反

二、 名词解释

1.中药

2. 四气

3. 五味

4. 归经

5. 相须

三、简答题

1. 药物的升降浮沉性能对临床用药有何意义？

2. 如何避免或减少中药中毒反应的发生？

3. 中药的配伍禁忌包括哪些方面？

（鄂州职业大学　谢耀峰）

天然药物化学

扫码看PPT

天然药物化学主要介绍天然药物化学成分结构类别、理化性质及其提取分离与纯化的基础知识，通过本课程的学习，学生可为从事中药及天然药物药效物质基础研究和新药研发奠定基础。

第一节 天然药物化学的性质和任务

一、天然药物化学的性质

自古以来，人类为了求得生存，在与疾病做斗争的长期实践中，不断总结和积累运用天然药物治疗疾病的经验。在我国，天然药物又称中草药，与传统的中医药一起构成了中华民族文化的瑰宝，是人类共同拥有的宝贵遗产，对中华民族的繁衍昌盛做出了重要贡献。

天然药物化学是应用现代科学理论、方法与技术研究天然药物中化学成分，并在分子水平上研究天然药物的药效物质基础及其防治疾病规律的一门综合性学科。天然药物化学是药学的重要组成部分，是药学领域中极具前景的学科。

二、天然药物化学的任务

天然药物来自植物、动物、矿物等，并以植物来源为主，种类繁多。以中草药为例，明代李时珍所著《本草纲目》中就记载了1892种中草药，我国现代出版的《中药大辞典》中记载的中草药多达6008种。随着人们对天然药物认识的不断深入，在过去的几十年间，有1万多种海洋天然产物被发现，其中有重要生物活性并已申请专利的新化合物有300多种。同时伴随生命科学的发展，许多内源性生物活性物质也正在被不断地揭示出来，将会有更多、更新的天然药物通过运用现代技术构建的新的生物活性测试体系被发现。

天然药物化学的主要任务如下：研究天然药物中作为药效物质基础的化学成分，研究天然药物化学成分的类型、理化性质，研究天然药物所含有的能够防病治病的有效成分；为天然药物的临床疗效、用药安全、质量控制提供理论依据；研究天然药效物质的提取、分离方法，为天然药物临床剂型选择和分析检验提供依据；研究天然药物中主要化学成分类型的结构鉴定；揭示天然药物中化学成分的结构信息，了解其有效成分的化学结构、性质与机体细胞间的相互作用的关系；不断探索开发新药的途径和方法，创建新模型药物，为发现更多安全、有效的药物奠定基础。

此外，天然药物化学对于大力继承和发展中医药事业具有极其重要的作用。

第二节　天然药物化学成分的提取与分离纯化

一、天然药物化学成分的提取

天然药物化学的研究是从有效成分的提取、分离开始的。在进行提取之前，应对所用药材的基源（如动物、植物的学名）、产地、药用部位、采集时间与方法等进行考查，并系统查阅文献，以充分了解、利用前人的经验。

目标化合物为已知成分或已知化学结构类型时，如从甘草中提取甘草酸、麻黄中提取麻黄碱，或从植物中提取某类成分（如总生物碱或总酸性成分）时，工作比较简单。一般宜先查阅有关资料，搜集、比较该种或该类成分的各种提取方案，尤其是工业生产方法，再根据具体条件加以选用。

从天然药物或中药中寻找未知有效成分或有效部位时，情况比较复杂。只能根据预先确定的目标，在适当的活性测试体系指导下，进行提取、分离并以相应的药理模型筛选、进行临床验证、反复实践，才能达到目的。

提取分离天然药物化学成分方法的确立，主要取决于被提取成分的性质，将需要的成分尽量提取出来，不需要的成分尽可能地留在药材中。本节就经典的通用提取分离方法进行简要的介绍。

（一）溶剂提取法

1.基本原理　溶剂提取法是根据被提取成分的溶解性能，选择合适的溶剂和方法提取有效成分的一种方法。其作用原理是溶剂渗透到药材粉末内部，溶解溶质，形成粉末内外的溶质浓度差，将溶质渗出药材转移至溶剂中，直至内外浓度趋于平衡，从而达到提取的目的。

2.操作技术　溶剂根据极性强弱可分为三类：亲脂性有机溶剂（非极性溶剂）、亲水性有机溶剂（中等极性溶剂）、水（极性溶剂）。常用中药化学成分的提取溶剂按照极性从弱到强的顺序排列如下：石油醚＜四氯化碳＜苯＜二氯甲烷＜三氯甲烷＜乙醚＜乙酸乙酯＜正丁醇＜丙酮＜甲醇（乙醇）＜水。

选择溶剂的要点：依据"相似相溶"原理，根据中药化学成分的极性，选择极性相似的试剂来进行提取。选择对有效成分溶解度大而对其他成分溶解度小，沸点适中易回收，低毒安全的溶剂。

如果欲提取的成分极性较强，则选用亲水性溶剂进行提取；反之，则选用亲脂性溶剂进行提取。如果欲提取的成分已知，则可根据它的极性强弱来选择溶剂；如果欲提取的成分未知，则水提取的为水溶性成分，亲脂性有机溶剂提取的为亲脂性成分。根据化学成分选择的常用溶剂如下。

（1）石油醚：油脂、蜡、叶绿素、挥发油及三萜类化合物。

（2）三氯甲烷或乙酸乙酯：游离生物碱、有机酸及黄酮类、香豆素的苷元。

（3）丙酮或乙醇、甲醇：苷类、生物碱盐等。

（4）水：氨基酸、糖类、无机盐等。

水是一种强极性溶剂，对细胞的穿透能力较强。无机盐、糖类、分子量不太大的多糖、鞣质、氨基酸、蛋白质、有机酸盐、生物碱盐和极性苷类等都能被水溶解。以水作为提取溶剂的缺点是提取出的杂质多。

亲水性有机溶剂有乙醇、甲醇、丙酮等，其中以乙醇最为常用。乙醇具有经济、安全、无毒，对细胞的穿透能力强，能溶解大多数化学成分等优点，乙醇被称为万能溶剂。

亲脂性有机溶剂有石油醚、苯、乙醚、三氯甲烷、乙酸乙酯等。这类溶剂沸点低，浓缩回收方便，但对细胞的穿透能力差，有毒，易燃，价格昂贵，对设备的要求高，大量使用有一定的局限性。

3.提取方法　依据被提取成分的性质及所选溶剂的性质，用溶剂法提取中药化学成分可采取下述几种方法。

（1）浸渍法：将中药粗粉装入适当容器中，加入水或乙醇浸渍10余小时，滤出浸渍液后反复操作2~3次，合并浸渍液，减压浓缩。此法适合含淀粉、树胶等成分较多，含挥发性成分，遇热不稳定易分解或易被破坏成分药材的提取。但是此法提取时间长，溶剂用量大，提取效率不高。若以水为溶剂进行浸渍，则药材易发霉、变质，必要时需加适量的防腐剂。

（2）渗漉法：此法是浸渍法的发展，即将药材装入渗漉装置内，加入水或乙醇浸渍数小时，然后由下部接收渗漉液，上部不断补充新溶剂。此法可以保持浓度差，提取效率高于浸渍法。

（3）煎煮法：将中药粗粉加水加热煮沸进行提取。此法简便，各种成分都能被不同程度地提取出来，但是含挥发性成分及遇热不稳定成分的药材不宜用此法，含糖类、淀粉类多的药材也不宜使用此法。

（4）回流提取法：以有机溶剂作为提取溶剂，将药材装入回流装置中，加热回流一定时间，滤出提取液，药渣再添加新的提取溶剂回流2~3次，合并滤液，回收有机溶剂后得到浓缩提取液。本法提取效率高于渗漉法，但由于受热时间长，对热不稳定成分不宜采用此法提取。

（5）连续回流提取法：在回流法基础上发展而来，可用少量溶剂循环提取，提取液与药材分离，实验室常用的是索氏提取器。本法溶剂用量少，提取效率高，但是浸出液受热时间长，故对热不稳定成分不宜用此法提取。

影响溶剂提取法提取效率的因素较多，最主要的是选择合适的溶剂与方法，但也要考虑到药材的粉碎粒度、提取温度及时间等。

（二）水蒸气蒸馏法

水蒸气蒸馏法是将水蒸气通入含有挥发性成分的药材中，使挥发性成分随水蒸气蒸馏出来。此法适用于能随水蒸气蒸馏而不被破坏的难溶于水的成分的提取，主要用于挥发油等成分的提取。此外，挥发性生物碱如麻黄碱和槟榔碱，也可用此法提取。

（三）超临界流体萃取法

超临界流体萃取（SFE）是一种集提取和分离于一体，又基本上不用有机溶剂的新技术。超临界流体是处于临界温度（T_c）和临界压力（P_c）以上，介于气体和液体之间的流体。这种流体同时具有液体和气体的特性，它的密度与液体相似，黏度与气体相近，扩散系数虽不及气体大，但比液体大约100倍。溶质的溶解过程包括分子间的相互作用和扩散作用，溶质的溶解度与溶剂的密度、扩散系数成正比，与溶剂的黏度成反比，因此超临界流体对许多溶质有很强的溶解能力。

可以作为超临界流体的物质很多，如CO_2、NH_3、C_2H_6等，实际应用CO_2较多。CO_2的临界温度（$T_c = 31.4 ℃$）接近室温，临界压力（$P_c = 7.37 MPa$）也不太高，易操作，且本身呈惰性，价格便宜，是中药超临界流体萃取中最常用的溶剂。

（四）其他方法

某些具有升华性质的化学成分，可以用升华法直接从中药中提取出来；某些对热不稳定成分可溶于水时，可用组织破碎提取法；某些成分在新鲜原料中含量较高时，可用压榨法提取。此外，近年来超声提取法、微波提取法也常被用于天然药物中化学成分的提取。

二、天然药物化学成分的分离纯化

天然药物提取液浓缩后获得的提取物仍然是混合物，有效成分在提取物中的含量还很低。要获得有效成分含量高的提取物或纯的化合物，尚需进一步除去杂质，进行分离、纯化（精制）。

（一）原理

中药提取液中常含有极性不同的各种化学成分，系统溶剂法就是根据这些化学成分在不同极性溶剂中溶解度的差异，选用几种不同极性的溶剂组成溶剂系统，由弱极性到强极性逐步对浓缩后的总提取物进行提取分离。系统溶剂法是早年研究中药有效成分的一种主要方法，主要用于分离提纯极性不同的各种化学成分。目前仍是提取中药不明化学成分的常用方法之一，但此法在微量成分、结构性质相似成分的分离提纯上有很大的局限性。

（二）两相溶剂萃取法

两相溶剂萃取法可简称萃取法，是利用混合物中各成分在两种互不相溶的溶剂中分配系数不同而达到分离的一种方法。在提取液中加入一种与其不相混溶的溶剂，充分振摇以增加相互接触的机会，使原提取液中的某种成分逐渐转溶到加入的溶剂中，而其他成分仍留在原提取液中，如此反复多次，将所需成分萃取出来。萃取时各成分在两相溶剂中分配系数相差越大，则分离效率越高，分离效果越好。如果水提取液中的有效成分是亲脂性物质，则多用亲脂性有机溶剂进行萃取，如苯、三氯甲烷或乙醚；如果有效成分是亲水性物质，则其在亲脂性溶剂中难溶解，需要改用弱亲脂性的溶剂进行萃取，例如乙酸乙酯、正丁醇等。不过，一般有机溶剂亲水性越大，与水进行两相萃取的效果就越不好，因为亲水性大的有机溶剂能使较多的亲水性杂质一同萃取出来，对有效成分的精制影响很大。

（三）沉淀法

沉淀法是在天然药物的提取液中加入某些试剂，使提取液中的某些物质产生沉淀或者溶解性降低而从溶液中析出，从而获得有效成分或者去除杂质的方法。

常用的沉淀法有乙醇沉淀法和酸碱沉淀法。乙醇沉淀法是向含有糖类或蛋白质的水溶液中，分次加入乙醇，使含醇量逐步提高，逐级沉淀出分子量由大到小的蛋白质、多糖、多肽等。酸碱沉淀法主要针对酸性、碱性或者两性的有机化合物，向提取液中加入酸或者碱后，改变分子的存在状态，从而改变其溶解度来实现分离。

（四）结晶法

鉴定中药化学成分，研究其化学结构，首先必须将中药化学成分制备成单体纯品。一般来说，中药化学成分在常温下多是固体物质，都具有结晶性，可根据溶解度的不同，用结晶法来达到分离提纯的目的。在研究中药化学成分时，一旦获得结晶，就能有效地将晶体进一步精制成为单体纯品。纯化合物的晶体有一定的熔点和结晶学特征，有利于鉴定。

（五）色谱分离法

色谱分离法又称层析法、色层法或层离法，是一种现代的物理化学分离分析方法。按色谱原理不同，色谱分离法可分为吸附色谱、分配色谱、离子交换色谱、凝胶过滤色谱和大孔树脂色谱等。按照色谱的操作形式不同，色谱分离法可分为平面色谱（如薄层色谱法(TLC)、纸色谱法(PC)）、柱色谱(CC)（如吸附柱色谱、分配柱色谱、离子交换柱色谱、凝胶柱色谱等）。按照流动相的不同，色谱分离法可分为液相色谱（如液-固色谱(LSC)、液-液色谱(LLC)）、气相色谱(GC)（如气-固色谱(GSC)、气-液色谱(GLC)）。

1.吸附色谱　吸附色谱是利用吸附剂对被分离化合物分子的吸附能力的差异，而实现化合物分离的一类色谱。常用的吸附剂包括硅胶、氧化铝、活性炭、聚酰胺等。硅胶吸附色谱的应用较广泛，中药各类化学成分大多可用其进行分离；氧化铝吸附色谱的应用范围有一定限制，主要用于碱性或中性亲脂性成分的分离，如生物碱类等成分；活性炭主要用于分离水溶性物质，如氨基酸、糖类及某些苷类；聚酰胺色谱以氢键作用为主，主要用于酚类、醌类（如黄酮类、蒽醌类）及鞣质类等成分的分离。

2.凝胶过滤色谱　凝胶过滤色谱的原理主要是分子筛作用，根据凝胶孔径大小和被分离化合物分子大小而达到分离目的。

凝胶是具有多孔隙网状结构的固体物质，被分离物质的分子大小不同，它们进入凝胶内部的能力不同，当混合物溶液通过凝胶柱时，比凝胶孔径小的分子可以自由进入凝胶内部，而比凝胶孔径大的分子不能进入凝胶内部，只能通过凝胶颗粒间隙。因此，分子大小不同的化合物移动速率有差异，大分子的物质不被滞留（排阻），保留时间较短，小分子的物质由于向孔隙沟扩散而被滞留，保留时间则较长，由此分子大小不同的化合物就被分离开来。凝胶过滤色谱又称排阻色谱、分子筛色谱。

3.离子交换色谱 离子交换色谱主要基于混合物中各成分解离度差异进行分离。离子交换剂有离子交换树脂、离子交换纤维素和离子交换凝胶三种。离子交换树脂交换化合物的能力强弱，主要取决于化合物解离度的大小、带电荷的多少等因素。解离度大（酸性、碱性强）的化合物易交换在树脂上，相对来说难洗脱。因此，当两种不同解离度的化合物被交换在树脂上时，解离度小的化合物先于解离度大的化合物被洗脱下来，由此实现分离。

4.分配色谱 分配色谱利用被分离成分在固定相和流动相之间的分配系数不同进行分离。按照固定相与流动相的极性差别，分配色谱有正相分配色谱与反相分配色谱之分。正相分配色谱中，流动相的极性弱于固定相的极性，主要用于分离强极性及中等极性的分子型物质。反相分配色谱中，流动相的极性强于固定相的极性，主要用于分离非极性及中等极性的各类分子型化合物。反相分配色谱是应用最广的色谱分离法。

第三节 天然药物化学成分的结构鉴定

从中药中经过提取、分离、精制得到的有效成分，必须鉴定或测定其化学结构，才可能为深入探讨其生物活性、构效关系、体内代谢以及进行结构改造、人工合成等研究提供必要的依据。因此，中药有效成分的鉴定和结构测定是天然药物化学的重要内容之一。本节主要对红外光谱（IR）、紫外光谱（UV）、核磁共振（NMR）和质谱（MS）等光谱分析方法在中药有效成分结构鉴定中的应用作简要的介绍。

一、质谱

质谱（MS）是通过测定被测样品离子的质荷比来进行结构鉴定的一种分析方法。被测样品首先离子化，然后利用不同离子在电场或磁场中运动行为的不同，将离子按质荷比（m/z）分开而得到质谱，通过样品的质谱和相关信息，可以得到样品的定性定量结果。随着现代分析技术的飞速发展，近年来，新离子源的不断出现使质谱在确定化合物分子量、确定化合物元素组成、由裂解碎片检测官能团、辨认化合物类型和推导碳骨架等方面发挥着重要作用。如用质谱进行糖苷结构的测定，可以获得有关糖苷分子量、苷元结构和糖基序列等的信息。

二、紫外光谱

紫外光谱（UV）是用一定波长（200~400 nm）的紫外光照射化合物分子，分子中的电子可因光照射由基态跃迁到激发态而产生紫外吸收。

紫外光谱主要用于分析化合物分子中共轭双键的结构信息，帮助确定化合物的基本母核或者化合物的部分结构。

三、红外光谱

红外光谱（IR）是记录有机化合物分子吸收红外光后产生的化学键的振动而形成的吸收光谱。红外光谱的主要原理是分子中价键可因红外光的照射发生伸缩振动和弯曲振动而产生红外吸收。红外光谱的测定范围通常为4000~625 cm^{-1}，其中4000~1333 cm^{-1}区域称为特征区，化合物的许多特征官能团，如羟基、氨基、芳环等的吸收均出现在该区域内；1332~625 cm^{-1}区域称为指纹区，化合物中许多因原子或原子团间的键角变化所引起的吸收出现在该区域内，该区波形十分复杂，犹如指纹。根据特征区可进行官能团的识别，而根据指纹区可对特征区提示的官能团的存在与否进行佐证，同时也可依据指纹区进行化合物真伪鉴别。此外，红外光谱也常用于对被测化合物与已知化合物进行比较，当被测化合物的红外光谱与已知化合物的红外光谱的所有吸收峰，特别是指纹区的吸收峰完全吻合时，可以确定为同一物质。

红外光谱适用性广，测定速度快、不破坏试样、试样用量少、操作简便、重复性好，能分析各种状态的试样，分析灵敏度较高，是现代化合物结构分析的常用技术。

四、核磁共振

化合物分子在磁场中受电磁波的辐射，有磁矩的原子核吸收一定的能量产生能级的跃迁，即发生核磁共振，以吸收峰的频率对吸收强度作图所得的图谱就是核磁共振谱。它能提供分子中有关氢及碳原子的类型、数目、互相连接方式、周围化学环境以及构型、构象等结构信息。近年来，超导核磁的普及，各种同核（如 ^1H-^1H、^{13}C-^{13}C）及异核（如 ^1H-^{13}C）二维相关谱的测试与解析技术等的开发应用，使核磁共振不断得到发展和完善。

目前，对于分子量在1000以下、几毫克的微量物质，甚至单用核磁共振也可确定它们的分子结构。因此，在进行中药有效成分的结构测定时，与其他谱相比，核磁共振谱的作用最为重要。

第四节 天然药物化学的发展

从人类文明的启蒙期开始，各民族人民就开始认识并利用天然药物，各国的民间草药是其中的典型代表，天然药物化学即发源于此。国外文献记载，从天然药物中分离其中所含的有机化学成分始于1769年舍勒（K. W. Scheele）将酒石（酒石酸氢钾）转化为钙盐，再用硫酸分解制得酒石酸。后来，舍勒又用类似方法从天然药物中得到苯甲酸（1775年）、乳酸（1780年）、苹果酸（1785年）、没食子酸（1786年）等有机酸类物质。我国古代多部文献在此之前就有记载，例如明代《医学入门》（1575年）中记载了用发酵法从五倍子中得到没食子酸的过程，书中记载：五倍子粗粉，并矾、曲和匀，如作酒曲样，入瓷器遮不见风，候生白取出。《本草纲目》卷39中则有"看药上长起长霜，则药已成矣"的记载。这里的"生白""长霜"均为没食子酸生成的现象，此为世界上最早制得有机酸的记载，比舍勒的发明早了200余年。又如，关于樟脑的记载在中国最早见于1170年洪遵所著《集验方》一书，后由马可波罗传至西方。《本草纲目》卷34下详尽记载了用升华法等制备、纯化樟脑的过程，欧洲直至18世纪下半叶才提取出了樟脑纯品。

自19世纪初法国医学家Seguin（1803年）和德国药剂师Sertürner（1806年）先后从鸦片中提取、分离得到镇痛有效成分吗啡（morphine）以来，世界各国对天然药物所含化学成分的提取、分离和鉴定从未间断，而且从天然药物中提取、分离化学成分越来越受到医药学者的高度重视。1925年，学术界阐明了吗啡的化学结构，1952年实现吗啡全人工合成，从发现到全人工合成，用了近150年时间。随后，其他药物的研究周期大大缩短，从1952年发现利血平到1956年人工合成，只用了约4年时间。此后，有效成分不断地从天然药物中被分离出来，如奎宁、阿托品、芦丁等。在抗肿瘤药物研究领域，最引人注目的是来源于植物的紫杉醇，该化合物是Wall和Wani教授的研究小组从产于美国西北部的短叶红豆杉树皮中分离得到的。后来，Horwitz研究组发现该化合物在多种新的体内评价试验中显示出很强的抗肿瘤活性，且具有新颖的稳定细胞微管蛋白聚合的作用机制。如今，紫杉醇及其衍生物是临床上常用的抗肿瘤药物，主要用于治疗卵巢癌和乳腺癌等。

我国近现代对中药化学成分的研究始于20世纪20年代，以麻黄碱的研究为代表。我国于20世纪30年代从延胡索中分离出延胡索乙素、延胡索丁素、延胡索戊素等止痛成分。20世纪50年代建立大型天然麻黄碱提取工业。从陈皮中筛选出具有平喘作用的川陈皮素、橙皮苷。从紫金牛中分离出的岩白菜素，可以替代磷酸可待因。在五味子化学成分结构的基础上合成的联苯双酯，是我国首创的一种治疗肝病的新药。从青蒿中分离出的青蒿素是一种新型的速效、低毒抗疟新药，为全球疟疾防治做出了巨大贡献。马桑寄生中分离出的马桑毒素、羟基马桑毒素可以治疗精神分裂症。我国从中药中筛选出一批对肿瘤具有显著疗效的药物，如从喜树根和果实中分离出的喜树碱对胃肠道和头颈部肿瘤等有较好的疗效，存在于秋水仙属植物的鳞茎和种子中的秋水仙碱对乳腺癌具有一定疗效，莪术挥发油中分离出的莪术醇和莪术二酮对宫颈癌有效，从青黛中分离出的靛玉红可治疗慢性粒细胞白血病，斑蝥中提取出的斑蝥素可延长原发性肝癌患者的生存期。

天然药物本身具有结构多样的优势，随着质谱、核磁共振、高效液相色谱-质谱联用、气相色谱-质谱联用、旋光色谱、X射线晶体衍射等一系列现代分离分析仪器设备和新技术的出现及它们在性能和测试上的大幅改善，以及计算机技术的广泛应用，现在结构测定需要的试样量已大幅降低，十几毫克甚至几毫克样品就可以完成结构测定工作。而分子量在1000以下的大多数天然化合物可直接单用核磁共振技术就可鉴定结构。

传统天然药物是创新药物研究开发的重要源泉，新药研究是多学科合作的系统工程，而天然药物化学与药物分析、药物化学、生药学、仪器分析、分子生物学、生物工程、微生物学、药理学、毒理学均有密切的关系，它的发展必须充分利用相关学科的理论、方法和技术进行综合研究。未来要更多地借鉴不同领域的研究思路，加强学科交叉渗透，形成特色鲜明的天然药物化学研究体系。在中国，结合千百年传统医学的宝贵经验，天然药物化学的研究工作一定会取得新的突破。

知识链接

屠呦呦与青蒿素

屠呦呦，女，博士研究生导师。1930年12月出生于浙江宁波，1955年毕业于北京医学院。毕业后一直在中国中医科学院中药研究所工作，现为中国中医科学院终身研究员、首席研究员，中国中医科学院青蒿素研究中心主任，突出贡献是研制出了新型抗疟药青蒿素和双氢青蒿素。

1972年，屠呦呦和她的同事成功提取到了一种分子式为$C_{15}H_{22}O_5$的无色晶体，他们将其命名为青蒿素。2011年9月，因为发现青蒿素，挽救了全球特别是发展中国家数百万人的生命，屠呦呦获得拉斯克奖和葛兰素史克中国研发中心"生命科学杰出成就奖"。

青蒿素是从植物黄花蒿的茎叶中提取的一种治疗疟疾的药物，主要用于间日疟、恶性疟症状的控制，以及耐氯喹虫株的治疗，也可用于治疗凶险型恶性疟，如脑型、黄疸型等，亦可用于治疗系统性红斑狼疮和盘状红斑狼疮。黄花蒿虽然为全世界广泛分布的品种，但世界上绝大多数地区生产的黄花蒿中的青蒿素含量都很低，无利用价值，仅中国重庆东部、福建、广西、海南部分地区所产黄花蒿中青蒿素含量较高，有工业提取价值。

2015年10月，屠呦呦因在青蒿素研究方面的突出贡献而获得诺贝尔生理学或医学奖。她是第一位获得诺贝尔奖的中国科学家，也是第一位获得诺贝尔生理学或医学奖的华人科学家，诺贝尔生理学或医学奖是中国医药学界迄今为止获得的最高奖项，也是中医药成果获得的最高奖项。

小 结

天然药物化学是应用现代科学理论、方法与技术研究天然药物中化学成分，并在分子水平上研究天然药物的药效物质基础及其防治疾病规律的一门综合性学科。天然药物化学成分的提取方法有溶剂提取法、水蒸气蒸馏法、超临界流体萃取法等。天然药物化学成分的分离纯化方法有两相溶剂萃取法、沉淀法、结晶法、色谱分离法等。天然药物化学成分的结构鉴定方法有质谱、紫外光谱、红外光谱和核磁共振等谱学分析方法。依托我国丰富的中药资源，积极采用现代分离分析仪器设备和新技术，充分利用相关学科的理论、方法和技术进行综合研究，天然药物化学将向着纵深的方向飞速发展。

→ 目标检测

参考答案

一、单选题

1.下列哪一项不是中药化学的研究内容？（　　）

A.结构特征　　　　　　B.理化性质　　　　　　C.提取分离

D.鉴别方法　　　　　　E.制备方法

2.下列溶剂中与水互溶的溶剂是（　　）。

A.丙酮　　　　　　　　B.乙酸乙酯　　　　　　C.正丁醇

D.三氯甲烷　　　　　　E.石油醚

3.下列溶剂中极性最强的是（　　）。

A.Et_2O　　　　　　　B.EtOAc　　　　　　　C.$CHCl_3$

D.EtOH　　　　　　　　E.n-BuOH

4.用乙醇作提取溶剂时，不能用（　　）。

A.回流法　　　　　　　B.渗漉法　　　　　　　C.浸渍法

D.煎煮法　　　　　　　E.连续回流法

二、名词解释

1.天然药物化学

2.有效成分

3.天然药物

三、简答题

1.常见的提取方法有哪些？

2.常用的结构鉴定方法有哪些？

（邢台医学高等专科学校　程艳）

药物化学

扫码看 PPT

药物化学是药学领域中重要的带头学科，是全国医药高职高专药学专业规定设置的一门主要专业课程，也是国家执业药师资格考试中规定考试的主要课程之一。药物化学主要研究化学药物的组成、制备、化学结构、理化性质、转运代谢、构效关系等内容。通过本课程的学习，学生应为从事药物设计、新药创制、药物合理应用等工作打下坚实的基础。

第一节 药物化学的性质和任务

一、药物化学的性质

药物是能对机体原有生理功能及生化过程产生影响，用于预防、治疗、诊断人的疾病及具有某些特殊用途(如避孕、堕胎等)的化学物质。人类高质量的生存与生活，需要高效、安全的药物作为保障。

药物化学是一门发现与发明新药、合成化学药物、阐明药物化学性质、研究药物分子与机体细胞之间相互作用规律的一门综合性学科。同时药物化学也是连接化学与生命科学并使它们融为一体的交叉学科，在化学基础课与药理学、药剂学、药物分析等应用学科之间有承前启后的作用，也是一门既历史悠久又朝气蓬勃的学科。药物化学学科的基本工作就是创制高效、速效、长效、低毒的新药。

二、药物化学的任务

药物化学是一门历史悠久的经典学科，具有坚实的发展基础，积累了丰富的内容，为人类健康做出了重要的贡献。随着人类寿命的不断延长、生命质量的不断提高、社会医学的快速发展，人们对药物提出了更高的要求。现代科学技术的飞速发展，特别是近年来计算机、信息和分子生物学学科的飞速发展，充实了药物化学的内容，赋予了药物化学新的内涵，使其成为一门新兴的极具朝气的朝阳学科。药物化学的主要任务有以下三个方面。

（一）为有效地利用现有药物提供理论基础

只有研究和认识了药物的组成、结构、理化性质、构效关系等，才能更合理、更有效地应用药物，以解决好药物的调配、分析检验、应用和贮存等问题，确保药物的质量，达到用药安全、有效，增进人类健康的目的。

（二）研究药物的最佳制备方法和工艺

通过对药物的合成路线及工艺条件的研究，提高合成设计水平，发展新原料、新工艺、新技术、新方法和新试剂，实现药物产品质量和产量的提高、生产成本的降低，获得更佳的经济效益，促进生产建设的发展，为药物的制备和生产提供经济合理的方法和工艺。

（三）探索开发新药的途径，寻找和开发新药

不断探索开发新药的途径和方法，争取创制更多新药，已成为近年来药物化学的首要任务，也是赋予药物化学新内涵，推动药物化学发展的主要动力。随着科学技术的发展，在数学、分子药理学、生物化学等学科的协同下，在现代检测仪器和计算机的辅助下，药物化学研究工作十分活跃，如有设想地采用现代检测方法，已成为获得模型化合物（先导化合物）创制新药的主要途径。从研究代谢过程和生命基础过程、受体契合方法入手，总结分析现在已知的药物，探讨其化学规律，创制新药。定量药物设计、电子计算机辅助设计以及受体模拟模式的合成与应用等新药设计方法，均已成为新药创制的新课题、新途径。在药物制备中不断出现的新技术、新方法、新原料等，促进了新药的发现及工艺、剂型的改进。

药物化学的最主要任务是探索、研究和发现新的高效低毒药物，这也是药物化学发展的动力。药物化学的主要研究内容涉及化学、生命科学等多学科领域，既要研究药物的化学结构特征、与化学结构相关的理化性质和稳定性，又要了解药物进入机体后的生物效应、毒副作用及代谢，还要研究药物的构效关系、药物分子在生物体中的作用靶点及药物与靶点结合的方式等。药物化学还有一个重要任务就是药物合成，即通过一系列化学反应和物理处理过程获得优质高效、价格合理的药物。

因此，药物化学的总目标是创制新药，有效利用或改进现有药物，不断提供新品种，促进医药工业的发展，为保障人类健康服务。

第二节　药物的化学结构与药效的关系

人们一直致力于研究药物的化学结构与药理活性之间的关系。药物从给药到产生药效是一个复杂的过程，只有弄清此过程，才能建立药物的化学结构与药理活性之间的联系。

药物在一定条件下会产生药效，且化学结构类型不同的药物会产生不同的药理作用；但有的药物为同一化学结构类型，只因为结构上的微小差别，也会导致其药效强弱甚至药理作用类型的不同；而有的药物化学结构存在较大差别，其药效强弱却又差异不明显，等等。人们对机体的认识的不断深入，促进了药物构效关系的研究，人们已可以较好地阐明药物的作用机制以及药物的化学结构与药效之间的关系。

一、药物的理化性质与药效的关系

根据药物的作用方式，药物可分为两类：结构非特异性药物和结构特异性药物。结构非特异性药物产生的某种药效与药物化学结构的关系不大，这类药物的化学结构可有很大差异，药物的药效主要受药物的理化性质影响。而结构特异性药物的药效与其化学结构关系密切，其作用与其和体内特定受体的相互作用有关。

口服给药需经历吸收、分布、代谢、组织结合、在作用部位产生作用等一系列过程。静脉注射给药可使药物直接进入血液，然后到达作用部位。其间的每一个过程都将对药物的药效有不同程度的影响。但决定药效的主要因素有两个。一是药物必须以一定的浓度到达作用部位，才能产生应有的药效。这一因素与药物的转运，如吸收、分布、排泄等密切相关。可见，转运的基础是药物的理化性质和化学结构。二是在作用部位，药物与受体相互作用，形成复合物，通过复合物产生物理化学和生物物理的变化而显现药效。这一因素依赖于药物特定的化学结构及其与受体的空间互补性和

结合点的化学键合性。这两个因素是构效关系研究的重要内容，它们都与药物的化学结构关系密切。

理化性质对结构非特异性药物的活性起主导作用，而对于结构特异性药物，因为药物到达作用部位必须通过生物膜，其通过能力直接取决于药物的理化性质及分子结构，故理化性质通过影响药物到达作用部位的能力而影响其活性。一般来说，影响药物活性的理化性质，涉及物理性质与化学性质，如溶解度、分配系数、解离度、分子极性、表面活性、化学活性、立体结构等，其中药物的溶解度、分配系数和解离度等性质对药物活性影响面较广。

溶解度和分配系数对药效的影响主要是因为水是生物系统的基本溶剂，药物转运扩散至血液或体液中，需要有一定的水溶性，而通过脂质生物膜转运的药物，则需要有一定的脂溶性。如常用的口服药物剂型，一般是先在胃肠介质水溶液中溶解，再在水和脂质间分配，吸收进入血液而产生药效。因此，在水中或脂质中过大或过小的溶解度都不利于药物的吸收，因而直接对药物的药效产生影响。

药物的水溶性和脂溶性的相对大小，一般以脂水分配系数表示。脂水分配系数（P）是指化合物在两相溶剂中分配达到平衡后，其在非水相中的浓度（C_O）和在水相中的浓度（C_W）的比值。

药物的水溶性和脂溶性取决于其化学结构。药物分子的极性强弱、所含极性基团的多少、形成氢键的能力和晶格能等直接影响药物水溶性强弱。若分子结构中极性基团减少、烃基增大、卤素原子增多、碳链增长、脂环增加，则药物的脂溶性增强。由此可见，根据多类药物临床作用的不同要求，通过改变药物分子的结构，将直接调节药物的脂水分配系数，从而影响药物的生物活性。

解离度对药效的影响是因为多数药物为弱酸或弱碱，在体液中只能部分解离，药物的离子型和分子型同时存在。药物常以分子型通过生物膜，在膜内的水介质中解离成离子型，从而产生药效。离子型药物不易通过细胞膜，这是由于离子易与水发生水合作用，使离子型药物体积增大、水溶性增强，又因由带正电荷的大分子层组成的细胞膜具有排斥或吸附离子的性能，其将阻碍离子型药物的运动。离子型药物和分子型药物间的平衡作用可使药物不断通过生物膜，到达作用部位而产生相应的作用。因此，通过改变药物的化学结构，有时会对弱酸或弱碱性药物的解离度产生较大的影响，从而影响其药效。

二、 药物的基本结构对药效的影响

药物的基本结构是药物的药效结构，即具有相同药理作用类型的药物的化学结构中的相同部分。具有相同药理作用类型的药物通常能与某一特定的受体结合，且它们在化学结构上往往具有某种相似性。药物的基本结构中可变部分的多少和可变性的大小各不相同，有其结构的专属性。药物基本结构的确定有助于结构改造和新药设计，即保持其基本结构不变，以保证改造后具有该类药物的药理作用，而改造非基本结构部分，以期得到具有多种特点的衍生物或新药。

三、 药物的电荷分布对药效的影响

药物的电荷分布是影响药物与受体结合从而影响药效的又一重要因素。因为以蛋白质为主要组成的受体由多种氨基酸经肽键结合而成，从立体结构来看，其电荷分布是不均匀的，有些区域电子密度较高带有负电荷或部分负电荷，而有些区域电子密度较低而带有正电荷或部分正电荷。当药物分子中的电荷分布与特定受体分子的电荷分布相反且适合时，将有利于产生电荷间的相互吸引而靠近，药物和受体再经氢键、范德瓦耳斯力等相互结合形成复合物，产生药效。因此，可以通过对药物结构的修饰，多种极性官能团的引入等手段，改变药物的电荷分布，从而提高或降低药物与特定受体的结合能力，以期获得理想的药效。

四、 药物的立体结构对药效的影响

药物的立体结构，即药物分子的特定原子间的距离、手性中心以及取代基空间排列的顺序。药物的立体结构将直接影响药物与生物大分子间在结构上的互补性和复合物的形成，从而影响药效。因为生物活性物质对生物大分子的作用部位具有特异的亲和力，而亲和力来自药物本身的电荷分布、立体结构与受体相互作用的互补性。如药物特定原子间的距离对药效的影响，是因为受体多为蛋白质的一个部位，蛋白质中连接氨基酸的肽键间具有很规则的空间排列，当药物的两个特定原子间的距离恰好与受体肽键间的距离近似，或为其倍数时，药物将易于与受体分子结合形成复合物而产生药效。同理，药物的几何异构、对映异构、构象异构等与受体的亲和力大小，都直接影响药效。因此，可通过对药物立体结构的选择性修饰与改变，来增强药物与受体的亲和力和形成复合物的能力，从而提高药效。

五、 药物的键合性对药效的影响

药物与受体可通过范德瓦耳斯力、氢键、疏水键形成电荷转移复合物、金属螯合物和共价键等形式的相互作用。其中通过氢键形成电荷转移复合物和金属螯合物等作用形式对药效影响较为常见。

第三节　药物的转运代谢与药效的关系

药物的转运代谢研究是指导药物安全合理使用和新药设计的重要课题，是现代药物化学研究的重要内容。药物发生药效除受上文讨论的药物分子因素，即药物的化学结构与由化学结构所决定的理化性质的影响外，药物在体内的运行是影响药效的重要生物因素。药物分子与细胞及细胞内体液，与生物聚合物等的相互作用，决定了药物的吸收、分布和消除特征，决定了药物的生物利用度。

药物在体内一般经历吸收、分布、代谢和排泄过程。其中，吸收、分布、排泄统称为转运。而代谢使药物发生化学变化，在药物转运过程的每一个环节都可能发生。药物发挥药效需要在作用部位有一定的药物浓度，这依赖于药物的吸收和分布，而药物的代谢和排泄，则关系到药物的作用过程和药效的持续时间。

药物的转运代谢与药物的化学结构及理化性质有着密切的关系，是药物化学研究的重要内容。药物转运代谢的研究内容如下：上文已经讨论的药物的化学结构特征、酸碱性、解离度、脂水分配系数以及药物的晶型、颗粒大小对药物吸收的影响；药物在血液中血浆与细胞之间的分布，与血浆蛋白、组织蛋白及酶蛋白的结合对药物分布、代谢和排泄的影响，药物在脂质和脂肪中的分布等；药物代谢的机制与途径；药物的代谢途径、结合途径、代谢的立体选择等。

在阐明药物转运代谢的基础上，进行合理的新药设计，是药物化学的重要研究领域。例如：从药物代谢研究中出现的活性代谢物中发现新的模型化合物，进行前药设计；根据生物活性药，按预计生效后迅速代谢的途径进行的软药设计；应用药物化学方法，根据代谢速率、转运规律进行药物作用时间、作用部位的调节研究等。

第四节　药物化学的发展趋势

有机药物品种繁多，结构复杂，加上新药的不断涌现，致使药物化学研究的内容不断扩大。药物化学对有机药物类型的研究，多以药物的结构类型为基础，讨论各类药物的发展沿革、合成制备、结构与性质的关系、结构与药效的关系、药物的代谢、临床应用特点以及新药开发研究等方面的内容。掌握与熟悉各类常见有机药物应是学习药物化学的重点。

常见有机药物类型包括局部麻醉药和全身麻醉药，镇静催眠药、抗癫痫药和抗精神失常药，解热镇痛药及非甾体抗炎药，镇痛药及镇咳祛痰药，中枢兴奋药及利尿药，拟胆碱药和抗胆碱药，拟肾上腺素药，抗组胺药，心血管系统药物，抗寄生虫病药物，甾体激素药物，抗肿瘤药，抗菌药，抗生素和维生素类药物等。

随着人类的进步和现代科学技术的飞速发展，药物化学与生物学科、计算机技术的紧密结合与相互促进，将是今后药物化学发展的大趋势。随着生命科学相关学科的迅速发展，定量构效关系、合理药物设计、计算机辅助药物设计、组合化学、高通量筛选等新技术、新方法不断涌现，基因技术被应用到新药的研究之中，药物化学有可能展示以下主要特色。

第一，合理药物设计的进一步完善与发展。合理药物设计利用关于疾病或靶点抑制剂的知识，设计效果更显著、安全性更高的特异性药物。合理药物设计假定药物分子通过与一定的生物大分子结合而起作用，当采取活性构象时，小分子在结构上与大分子互补，且二者结合后产生特定的作用。以发现活性高、选择性强、毒副作用小的新药为目的的合理药物设计，将努力改变其目标过于专一化和微观化等缺点，重点讨论人体内的制约因素等，使合理药物设计发展得更加完善、更加快速。

第二，发现长效信号分子药物。致力于研究那些干扰与基因表达有关的，具有长期效应的信号分子的药物，如神经肽类、白细胞介素类、第三信使和转移因子等拮抗剂，可获得预防和治疗一些特殊疾病的新型药物，已成为药物化学和新药设计发展的重要趋势。

第三，基因治疗药物的应用。阐明生物体基因组及其编码蛋白质的结构与功能，是生命科学研究的一个极其重要的方面。基因治疗是通过用具有正常功能的基因置换或替补人体缺陷基因，或阻断基因的异常表达，使新的遗传物质或调控遗传物质转移到患者个体细胞内，从而达到治疗目的。因此，基因治疗是在分子水平上治疗疾病的一个新的研究领域，随着新基因治疗学时代的到来，基因治疗药物将占有重要的地位，具有十分诱人的前景。

第四，创建新的新药筛选模型。新药筛选方法和筛选模型是新药研究的重要环节。因此，应用生物技术培养专用实验动物，创建诸如转基因动物模型、免疫缺陷型动物模型，将致病基因导入胚胎和诱发出带有特殊病种的动物模型等，是推动药物化学快速发展的十分重要的领域。

第五，应用组合化学及其他资源获得更多新药。组合化学是对含有数十万乃至数十亿个化合物的化学库进行同步合成与筛选的方法。其核心思想是构建具有分子多样性的化合物库，然后对其进行筛选，尝试在其中找到具有生物活性的化合物。应用包括氨基酸在内的化学小分子，合成具有各种功能基的多种结构类型的化合物，不断扩大组合化学的研究和应用范围是组合化学发展的重要趋势。同时，应用现代高新技术和方法从天然产物，从含量极少的内源性活性物质、海洋生物等获得结构新颖的先导化合物，提供更多的药物新资源仍然是新药开发的重要领域，发展前景很好。

知识链接

药物先导化合物简介

药物先导化合物是通过各种途径和手段得到的具有某种生物活性和化学结构的化合物，是从众多候选化合物中发现和选定的具有某种药理活性的新化合物，先导化合物一般具有新颖的化学结构，并有衍生化和改变结构发展潜力，可用作研究模型，经过结构优化，用于进一步的结构改造和修饰，可开发出受专利保护的新药品种，是现代新药研究的出发点。

小 结

药物化学是一门发现与发明新药、合成化学药物、阐明药物化学性质、研究药物分子与机体细胞之间相互作用规律的一门综合性学科。药物化学的主要任务有以下三个方面：为有效地利用现有药物提供理论基础；研究药物的最佳制备方法和工艺；探索开发新药的途径，寻找和开发新药。药物的理化性质、药物的基本结构、药物的电荷分布、药物的立体结构和药物的键合性等因素会对药效产生影响。药物的转运代谢研究是指导药物安全合理使用和新药设计的重要课题，药物在体内的运行是影响药效的重要生物因素。药物化学的发展趋势有以下主要特色：合理药物设计的进一步完善与发展，发现长效信号分子药物，基因治疗药物的应用，创建新的新药筛选模型，应用组合化学及其他资源获得更多新药。

目标检测

参考答案

一、单选题

1.下列叙述中与药物化学不相符的是（　　）。

A.药物化学是化学学科和生物学科相融合的交叉学科

B.药物化学是药学领域中重要的带头学科

C.药物化学的研究内容既包含化学科学，又必须涉及生命科学的内容

D.药物化学是一门历史悠久的经典学科，失去了发展的活力

E.药物化学是执业药师资格考试的重要课程之一

2.药物的解离度与生物活性的关系是（　　）。

A.增加解离度，有利于吸收，活性增强　　　　　B.合适的解离度时，有最强的活性

C.增加解离度，离子浓度升高，活性增强　　　　D.增加解离度，离子浓度降低，活性增强

E.增加解离度，不利于吸收，活性减弱

3.研究开发新药时，首先需要（　　）。

A.研究构效关系　　　　　　　　B.进行剂型研究

C.发现先导化合物　　　　　　　D.进行药动学研究

E.进行药效学研究

4.由于药物与特定受体相互作用而产生某种药效的药物是（　　）。

A.结构特异性药物　　　　　B.前药　　　　　　　　　C.软药

D.结构非特异性药物　　　　E.靶向药物

二、名词解释

1.药物

2.药物化学

3.脂水分配系数

4.药物的基本结构

三、简答题

1.药物化学研究的的主要任务有哪些？

2.影响药效的因素有哪些？

3.药物化学的发展趋势有哪些？

（枣庄科技职业学院　蒋宝安）

药 理 学

扫码看 PPT

药理学(pharmacology)是研究药物与机体(包括病原体)间相互作用机制及其规律的一门学科。它是一门桥梁学科,将基础医学与临床医学、药学与医学紧密联系在一起,也是国家执业药师资格考试中重要的课程之一。它运用生理学、病理学、病理生理学等基础医学理论,运用药剂学、药物分析、药物化学、天然药物化学等药学基础理论阐明药物对机体(包括病原体)的作用(action)和作用机制(mechanism of action),同时也阐明了药物在临床上的主要适应证(indication)、不良反应(adverse reaction)与禁忌证(contraindication)、药物的体内过程及药物的用法用量等。

药理学同时也是一门实践性的学科,药物的作用是通过实验结果得到的,药理学研究常常利用生物体,包括整体清醒实验动物、麻醉动物、离体器官、组织、细胞和微生物等,在严格控制的实验条件下,观察药物的药理作用和药物在体内的过程等。

第一节　药理学的相关概念及发展史

一、药理学的相关概念

(一)药物

药物(drug)是指用于预防、治疗、诊断人的疾病及具有某些特殊用途(如避孕、堕胎等)的化学物质,是人类战胜疾病的重要武器。药品是将药物制成的具有一定剂型,有目的地调节人的生理机能并规定有适应证或功能主治、用法和用量的特殊商品。药品包括中药材、中药饮片、中成药、化学原料药及其制剂、抗生素、生化药品、放射性药品、血清疫苗、血液制品和诊断药品等。自然界存在的活性物质种类繁多,但作为药物应用者为数有限。无论其是来源于自然界的天然产物,还是用化学方法制备合成的化合物,乃至用生物工程技术获得的产品等,为了将来可能成为安全有效的药物,在正式投入市场前必须进行大量的极其严格的药理学研究。

(二)处方药和非处方药

按照药品的管理要求,药品一般可分为普通药和特殊药。特殊药是指由国家药品行政管理部门指定单位生产、管理、经营和特定层次的医生使用的药品,这类药品主要包括麻醉药品、精神药品、剧毒药品、放射性药品。除上述药品外,其他的为普通药。根据药品品种、规格、适应证、剂量及给药途径不同,将药品分为处方药与非处方药进行管理。

1. 处方药　处方药(prescription drug)是指由注册的执业医师和执业助理医师诊断开出处方后方可获得，在医务人员的指导和监督下才能使用的药品。例如，阿托伐他汀片、硝苯地平片、麻醉镇痛药、抗癌类药以及精神类药。

2. 非处方药　非处方药(nonprescription drug)是指不需要凭注册的执业医师或执业助理医师开出的处方，消费者可自行判断、购买和使用的药品。非处方药又称"可在柜台上买到的药物"(over-the-counter drug，OTC)。非处方药主要是指患者可以察觉治疗效果、安全性高、正常使用无严重不良反应的药品。例如，消化系统药、解热镇痛药、皮肤病用药、维生素等。非处方药又分为甲、乙两类，甲类非处方药用红底白字标示，乙类非处方药用绿底白字标示。甲、乙两类非处方药都可自行判断、购买，乙类非处方药安全性更高。乙类非处方药除了可以在药店出售外，还可在超市、百货商店等处销售。但使用非处方药也最好咨询医师或执业药师以便合理使用，不可滥用。

（三）药理学的分支学科

随着科学的进步，各学科日趋完善，药理学也从单一学科逐步发展成为与众多学科（如生药学、植物化学、药物化学、药物分析、药剂学、药物治疗学及毒理学等）密切相关的一门综合性学科。在与其他学科共同发展、相互渗透、分化融合的过程中，药理学从实验药理学到器官药理学，进一步发展到分子药理学，并出现了许多药理学分支。如按系统分类，药理学可分为心血管药理学、呼吸系统药理学、免疫药理学、内分泌药理学、精神神经药理学、生殖药理学等；按研究的手段不同，药理学可分为基础药理学、分子药理学、临床药理学等。

（四）新药的开发与研究

《中华人民共和国药品管理法实施条例》规定：新药，是指未曾在中国境内上市销售的药品。另外，将现有的药品改变剂型、改变给药途径、增加新的适应证或制成新的复方制剂，都属于新药范围。广义的理解是，化学结构、药品组分或者药理作用不同于现有药品的药物都可称为新药。

新药研究过程大致可分为临床前研究、临床研究两个阶段。

新药的临床前研究主要包括合成工艺、提取方法、理化性质及纯度、剂型选择、处方筛选、制备工艺、质量控制标准以及以符合《实验动物管理条例》的实验动物为研究对象的药效学、药动学及毒理学研究。

新药的临床研究一般分为以下四期。

Ⅰ期临床试验：称为药理毒理试验期。需要20～50名健康成年志愿受试者进行药理学及人体安全性试验。主要研究药物的安全有效量、给药途径、给药方案等，一般从小剂量开始。如从实验动物狗的最小有效量的1/10开始给药，无效时再逐渐增加剂量，每次增加剂量的间隔时间至少1周。

Ⅱ期临床试验：称为效果初步试验期。需要至少100例患病成人进行药效试验。常进行随机双盲对照试验，主要研究新药的有效性及安全性并做出初步评价，得到推荐临床给药剂量。

Ⅲ期临床试验：称为治疗作用确证试验期。需要至少300例患者进行试验。在新药批准上市前和试生产期间，进行扩大的多中心临床试验，主要研究新药的有效性、安全性，新药通过临床试验后，方能被批准生产、上市。

Ⅳ期临床试验：称为新药售后的临床监视期。上市后在社会人群大范围内继续进行新药安全性和有效性评价，主要研究新药在广泛使用的条件下的疗效和不良反应。Ⅳ期临床试验也称售后调研，该期对最终确定新药临床价值有重要意义。

二、药理学的发展史

药理学的发展与药物的发现、发展有着紧密联系。从远古时代起，人类在生活和生产实践中积累了丰富的药物方面的知识和防病治病的经验，如桂枝发汗、黄连泻火等，但对药物治疗疾病的具体作用还缺乏科学系统的认识，还有待进一步的发现和完善。19世纪，药理学作为独立的学科登上了历史的舞台。20世纪，药理学发展更加迅速并出现了很多分支学科。药理学的发展大致经历了三个阶段。

（一）传统本草学阶段

古代的药物学著作称为本草学，是因为药物中草木类药占绝大部分。《神农本草经》是我国现存最早的药物学专著，共收载药物365种，按上、中、下三品对药物进行分类。古埃及《埃伯斯纸草书》是世界上比较早的药物治疗手册之一，其中记载了多种动物药、植物药、矿物药的作用。《本草纲目》是我国明代医药学家李时珍所著的一部世界闻名的药物学巨著，全书52卷，约190万字，收载药物1892种，其中植物药1195种，动物药340种，矿物药357种，已被译成多国文字，是世界性经典药物学文献。

（二）近代药理学阶段

药理学的真正兴起与生物科学的发展密不可分。18—19世纪，实验生理学和有机化学的发展为药理学的发展奠定了基础。19世纪初，实验药理学的创立标志着近代药理学的开始。意大利生理学家Fontana通过动物实验对千余种药物进行毒性测试，得出天然药物都有活性成分，可选择性地作用于机体的某个部位而引起典型反应这一结论。德国药剂师Sertürner从罂粟中分离、提纯吗啡，并用实验生理学的方法证明了其对狗的疼痛具有缓解作用。法国学者Magendi等用青蛙做的经典实验，确定了士的宁作用于脊髓、筒箭毒碱作用于神经肌肉接头，并详细阐明了它们的药理作用特点，为药理学的发展提供了可靠的实验方法。在此基础上，Buchheim和Schmiedberg创建了实验药理学，用动物实验的方法，研究药物对机体的作用，分析药物的作用部位，从而使药理学成为一门独立的学科。

（三）现代药理学阶段

20世纪，化学制药技术的发展和药物构效关系的阐明，使药理学的研究进入一个新的阶段。人工合成的化合物和化学修饰天然有效成分的产物被视为发展新药的重要来源。如1909年，德国微生物学家Ehrlich发现了对梅毒有效的新砷凡纳明。1932年，他的同胞Domagk发现磺胺类药物可用于治疗细菌感染。1940年，英国微生物学家Florey在Fleming研究的基础上，从青霉菌培养液中分离出青霉素。20世纪30—50年代是新药发明的鼎盛时期，许多抗生素、抗菌药、抗疟药、抗组胺药、镇痛药、抗高血压药、抗精神失常药、抗癌药、激素类药物以及维生素类药物等纷纷问世，开创了用化学药物治疗疾病的新纪元，这段时期是药理学发展史上一个新的里程碑。

20世纪50年代，分子生物学的快速发展为药理学的研究提供了全新的视野和方法。自1953年DNA双螺旋结构被发现后，许多生物大分子的结构和功能被人们认识，人们对生命本质、药物分子与生物大分子之间相互作用规律的认识更加深入，药理学的研究从宏观领域进入微观领域，从系统、器官水平深入分子水平，再次引发一场以基因工程药物为标志的制药工业革命。若目的基因直接在人体组织靶细胞内表达，则被称为基因治疗。基因工程药物包括细胞因子、蛋白质类激素药物、溶血栓类药物、治疗用酶、抗体、疫苗和寡核苷酸药物等。1982年，全球开发的第一个基因工程药物重组人胰岛素被投入市场使用，目前其已在临床上被广泛应用。

我国现代药理学形成的标志是20世纪20年代各医学院校实验药理学课程的开设和1926年中国生理学会的成立。我国药理学工作者在现代药理学研究中也做出了应有的贡献。张昌绍教授(1906—1967年)是中国现代药理学的奠基人。我国药理学工作者陆续发现了一系列中药的药理作用，如喜树碱和紫杉醇可用于抗癌，羊角拗苷和黄夹苷可用于强心，罗通定可用于镇痛等。药学家屠呦呦在1971年从黄花蒿中提取出抗疟有效成分，1972年又得到了效果更确切的抗疟有效成分青蒿素，这一发现挽救了数百万疟疾患者的生命。2011年9月，该研究成果获得被誉为诺贝尔奖"风向标"的拉斯克奖，2015年10月，屠呦呦获得了诺贝尔生理学或医学奖，这是中国生物医学界迄今为止获得的世界级最高奖项。

第二节　药理学的研究内容

药理学是研究药物与机体（包括病原体）之间相互作用规律的一门学科。它主要研究两个方面内容：药物效应动力学和药物代谢动力学。

一、药物效应动力学

药物效应动力学(pharmacodynamics，PD)简称药效学，主要研究药物对机体的作用及作用机制，以阐明药物防治疾病的机制。

药物作用于机体时引起的初始理化反应称为药物作用，由此而引起的机体生理、生化功能或形态的变化称为药理效应。药理效应是药物作用的结果，是机体反应的表现。使机体原有生理生化功能提高或增强的作用称为兴奋作用(exicitation)，使机体原有生理生化功能降低或减弱的作用称为抑制作用(inhibition)。药物既有防治作用(preventive and therapeutic effect)，又有不良反应(untoward reaction 或 adverse reaction， ADR)，二者统称为药物的二重性。

防治作用又分为预防作用和治疗作用，治疗作用包括以下几种：①对因治疗(etiological treatment)，即针对病因进行治疗，也称治本，如治疗感染性疾病时用抗生素杀灭病原体；②对症治疗(symptomatic treatment)，即用药物改善疾病的症状，但不能消灭病因，也称治标，如使用镇痛药来缓解疼痛，并没有消除导致疼痛的病因，仅缓解疼痛这一症状；③补充治疗(supplementary therapy)，即补充体内营养物质或代谢物质的不足，如为缺铁性贫血患者补充硫酸亚铁。临床上应遵循"急则治其标，缓则治其本，标本兼治"的原则。不良反应则是指使用药物出现的不符合用药目的，并给患者带来不适或痛苦的药物作用。

（一）药物的不良反应

1. 副作用（side effect）　副作用是指药物在治疗剂量时产生的与治疗目的无关的不利于机体的作用。产生副作用的原因是药物选择性低，作用范围广。如麻黄碱在缓解支气管哮喘的同时，也兴奋中枢神经系统，可引起失眠。治疗作用和副作用是可以相互转化的。如阿托品有松弛平滑肌和抑制腺体分泌的作用，用于胃绞痛时，松弛平滑肌的作用为治疗作用，抑制腺体分泌引起口干的作用为副作用；而用于麻醉前给药时，其抑制腺体分泌的作用为治疗作用，松弛平滑肌的作用为副作用。

2. 毒性反应（toxic reaction）　毒性反应是指用药剂量过大或药物在体内蓄积过多时发生的危害机体的反应。例如，大剂量应用四环素类抗生素可造成肝细胞脂肪性坏死；长期应用氨基糖苷类抗生素可引起耳聋；长期或大剂量服用对乙酰氨基酚可引起肝损伤，可用乙酰半胱氨酸进行解救。药物的毒性反应包括"三致"反应，即致畸、致癌、致突变。

3. 后遗效应（residual effect）　后遗效应是指停药后血药浓度已降至最低有效浓度以下时仍残存的药理效应。如服用巴比妥类药物后，患者于次日早晨出现乏力、头晕、困倦等现象。

4. 继发反应（secondary reaction）　继发反应是指在药物发挥治疗作用之后产生的效应，并不是药物本身的效应，一般停药后会消失。如长期应用头孢菌素类药物会使体内的敏感菌被抑制，同时也抑制了合成凝血因子的某些菌群，进而引起凝血功能障碍。

5. 变态反应（allergic reaction）　变态反应也称过敏反应(anaphylactic response)，指少数人对药物的一种特殊反应，是免疫反应的一种特殊表现。药物作为抗原或半抗原初次进入体内，刺激机体免疫机制产生抗体，当药物再次进入机体内，抗原与抗体结合形成抗原-抗体复合物导致组织细胞损伤或功能紊乱，称为变态反应。常见的变态反应有皮疹、发热、血管神经性水肿、支气管平滑肌痉挛、肠痉挛、血管扩张、血压下降等，严重者引起过敏性休克。为了预防药物变态反应，应询问患者过敏史，有些药物用药前要做皮肤过敏试验，过敏试验阳性者应禁用。

6. 特异质反应（idiosyncratic reaction） 特异质反应是指用药者由于先天性遗传异常，对某些药物的反应特别敏感，出现与药理性质无关的有害反应。如先天性缺乏葡萄糖-6-磷酸脱氢酶者服用伯氨喹、磺胺等药物时易引起溶血反应。

7. 停药反应（withdrawal reaction） 停药反应又称反跳现象（rebound phenomenon），是指长期用药后突然停药，原有疾病症状再现或加重的现象。如长期应用普萘洛尔降血压，停药次日血压可能会明显回升。

8. 药物依赖性（drug dependence） 药物依赖性分为精神依赖性和身体依赖性。

（1）精神依赖性：又称心理依赖性或习惯性，是指连续用药后突然停药，患者会产生继续用药的强烈欲望，并产生强迫性用药行为，这类患者没有身体上的特征表现，对药物的欲望尚可自制。易使机体产生精神依赖性的药物属于精神药品，如镇静催眠药地西泮、中枢兴奋药咖啡因等。

（2）身体依赖性：又称生理依赖性或成瘾性，是指反复用药后，一旦停药，患者会出现戒断症状，表现为烦躁不安、流泪、出汗、疼痛、恶心、呕吐、惊厥等，甚至危及生命。麻醉药品，如吗啡、哌替啶等，容易使机体产生身体依赖性。

（二）药物的作用机制

1. 受体与配体 受体（receptor）是指细胞在进化过程中形成的生物大分子成分，通常为大分子蛋白质，其能特异性地识别、结合配体，通过一系列介质的信号转导过程，引发后续的生理反应或药理效应。能与受体特异性结合的物质称为配体（ligand），其分为内源性配体和外源性配体，如神经递质、激素、自身活性物质为内源性配体，服用的药物为外源性配体。

关于受体的类型，目前兼用药理学和分子生物学的命名方法。对于未知内源性配体的受体，则以药物命名。对于已知内源性配体的受体，则按特定的内源性配体命名，如以递质和激素命名的肾上腺素受体、乙酰胆碱受体、糖皮质激素受体等。由于受体的分布、功能、理化性质及对配体的亲和力、内在活性和作用机制不同，某些受体又可分为许多亚型，如毒蕈碱受体（muscarinic receptor，M受体）可分为M_1、M_2、M_3、M_4、M_5五种亚型。

2. 受体的分类 按照分子结构、生物信号转导过程等，受体主要分为以下四类。第一类：基因转导型受体，又称细胞核激素受体。其配体常具有较高的脂溶性，如甾体激素和甲状腺素等，这类配体能透过细胞膜分别与细胞质和细胞核内的受体相结合。这类受体激发的效应缓慢而持久。第二类：配体门控离子通道受体（ligand-gated ion channel receptor）。这类受体的结构特征是由若干个亚基（常为4~5个亚基）组成，每个亚基均为单一肽链，反复穿透细胞膜4次，围成一个中央通道，多为Na^+、K^+、Ca^{2+}、Cl^-等离子通道。例如，烟碱受体（nicotinic receptor，N受体）是一个由5个亚基组成的Na^+通道。此类受体的主要配体有兴奋性及抑制性氨基酸神经递质，如γ-氨基丁酸、谷氨酸、甘氨酸等。第三类：G蛋白偶联受体（G-protein coupled receptor），大多数神经递质受体及激素受体属于G蛋白偶联受体。G蛋白位于细胞膜内表面，是一大类有信号转导功能的蛋白质的总称，又称鸟苷酸调节蛋白。这些受体与配体结合后，通过与G蛋白相偶联将信号传递下去，因此命名为G蛋白偶联受体。G蛋白有50余种，G蛋白偶联受体包含许多种神经递质和激素受体，如M受体、肾上腺素受体、阿片受体、多巴胺受体、5-羟色胺受体、前列腺素受体及一些多肽类激素受体等，这些受体都是通过G蛋白偶联这一机制发挥作用的。第四类：酶偶联型受体，由细胞外配体结合区、跨膜区和细胞内的酶活性区三个部分组成。该类受体的信号转导过程主要包括激活酪氨酸激酶、丝氨酸激酶和苏氨酸激酶。其内源性配体都是多肽因子或激素，如胰岛素、表皮生长因子、血小板衍生生长因子、神经生长因子等。配体与受体结合后，可导致细胞内的酪氨酸激酶被激活，使酪氨酸残基磷酸化，随后产生级联反应，增加DNA、RNA及蛋白质的合成，从而产生细胞生长和分化等作用。现代研究发现，某些致癌病毒也有类似的受体蛋白。如酪氨酸激酶抑制剂伊马替尼在临床上用于白血病的治疗。

3. 药物的作用机制 研究药物的作用机制即研究药物如何发挥药效，研究清楚其原发作用和继发作用，这是药效学研究中的一个重要部分，研究上述内容有助于阐明药物的治疗作用和不良反应，进一步提高用药有效性和安全性，并探索药物的构效关系，以便为开发新药提供线索。

（1）特异性药物作用机制：大多数药物的作用机制属于此类。药物的生物活性与其化学结构密切相关，它们与机体生物大分子的功能团结合，触发一系列生理、生化效应。这一系列生理、生化效应主要包括以下内容：①激动受体或拮抗受体，如毛果芸香碱激动交感神经突触后膜上的 M 受体；②影响递质的释放或激素的分泌，如麻黄碱促进去甲肾上腺素能神经末梢释放递质，大剂量碘抑制甲状腺素的释放等；③影响自身活性物质的合成及代谢，如阿司匹林抑制前列腺素的合成等；④影响酶的活性，如有机磷酸酯类药物抑制胆碱酯酶的活性等；⑤影响离子通道，如抗心律失常药通常影响 Na^+、Ca^{2+} 通道等。

（2）非特异性药物作用机制：主要与药物的理化性质，如解离度、渗透压、溶解度等有关。如静脉注射甘露醇和高渗葡萄糖，产生脱水作用，用于脑水肿和肺水肿的治疗。

（三）药物量反应与质反应的量效关系

药理效应与剂量或血药浓度在一定范围内成正比，称为量效关系(doseeffect relationship 或 concentration effect relationship)。纵轴为药理效应、横轴为药物的剂量或血药浓度所得的曲线图即为量效曲线。药理效应按性质可分为量反应(graded response)和质反应(qualitative response)。

1. 量反应 量反应是指药理效应随药物剂量或浓度的增减呈连续性量变化的一系列反应，可用数量和最大反应的百分率表示。如血压、心率、尿量、血糖浓度、尿量等。研究对象常为单一的生物个体。这种药理效应指标称为量反应指标。一般横轴表示药物的剂量或血药浓度，纵轴表示药理效应。其量效曲线为一条先陡后平的曲线。若将药物的剂量转化为对数进行作图，则量效曲线呈 S 形，在此曲线上可见，当药理效应达到最大时，即使增加剂量，药理效应也不再增加，该剂量点对应的药理效应称为药物的最大效应，即效能(efficiency)。另外，比较不同药物的作用强弱时，可用效价强度(potency)来评价。效价强度即药效、性质相同的药物产生相等药理效应时所需的剂量或浓度，剂量或浓度越小，则其效价强度越大。

2. 质反应 质反应是指药理效应不随药物剂量或浓度的增减呈连续性量变化，但反应的性质发生变化的一系列反应，一般以阳性或阴性、全或无的方式表现，如生存与死亡、惊厥与否、昏迷与否等，研究对象常为一个群体，以阳性反应百分率表示其药理效应。如果以药物对数剂量(或浓度)的区段出现阳性反应的频率作图，则得到呈常态分布的量效曲线；如果以药物对数剂量(或浓度)与累加阳性率作图，则得到呈 S 形的量效曲线。通过该曲线求得 50% 反应的剂量，根据所采用的指标的不同，分别称为半数有效量(50% effective dose，ED_{50}) 或半数致死量(50% lethal dose，LD_{50})。

3. 最小有效量和最小中毒量 给药后能引起药理效应的最小剂量(或浓度)称为最小有效量(minimum effective dose)。增加药物剂量，药效增强，直至出现最大效应(maximal effect，E_{max})，此时继续增加药物剂量，药效不再增加，反而出现毒性反应。出现疗效的最大剂量称极量，出现中毒症状的最小剂量称最小中毒量(minimum toxic dose)。临床上的常用治疗量介于最小有效量和极量之间，安全范围介于最小有效量和最小中毒量之间。

二、药物代谢动力学

药物代谢动力学(pharmacokinetics，PK)简称药动学，主要研究机体对药物的处置过程，包括药物在机体内的吸收、分布、生物转化(或称代谢)及排泄的过程，血药浓度随时间变化的规律等内容。

（一）药物的跨膜转运

药物在体内的转运必须通过各种生物膜（各种细胞膜和细胞器膜），跨膜转运方式主要有以下三种。

1. 被动转运(passive transport) 被动转运是药物由高浓度一侧向低浓度一侧扩散的方式，其转运速率与膜两侧浓度差成正比，当膜两侧浓度相等时，扩散停止。此过程不消耗能量，包括简单扩散、滤过和易化扩散。①简单扩散(simple diffusion)：药物通过脂溶性通道转运的方式，也是大多数药物在体内的转运方式。②滤过(filtration)：药物通过亲水孔道的转运方式，是分子量较小的小分子、水溶性极性物质和非极性物质跨过生物膜的常用方式，分子量大于100的物质通常不能通过这种亲水孔道。③易化扩散(facilitated diffusion)：靠膜内载体顺浓度梯度转运的方式，存在竞争性和饱和性，如葡萄糖、氨基酸等即通过此方式跨膜运输。被动转运中简单扩散最为常见，药物的理化性质可影响其跨膜转运。分子量小、解离度小、脂溶性大的药物容易通过生物膜，如甾体激素、脂溶性维生素、生物碱、巴比妥类等易于通过生物膜。另外，体液pH值也影响药物的跨膜转运，弱碱性药物在pH值较高的碱性环境如小肠中解离度小、脂溶性大，易通过生物膜。

2. 主动转运(active transport) 主动转运是药物由低浓度一侧向高浓度一侧扩散的方式，主动转运必须有细胞膜上的载体参与，且消耗能量，存在饱和现象。如果两个类似的药物均由同一种载体转运，则这两个药之间存在着竞争性抑制关系。主动转运与药物在体内的不均匀分布和自肾脏排泄有较大关系，与药物在体内吸收的关系较小。

3. 膜动转运(membrane moving transport) 膜动转运为大分子转运伴有膜的运动的跨膜转运方式。膜动转运包括以下两种：①胞饮(pinocytosis)，又称入胞，某些液态蛋白质或大分子物质，可以通过生物膜内陷形成细胞吞噬体而进入细胞内，如神经垂体素；②胞吐(exocytosis)，又称出胞或胞裂外排。

（二）药物的体内过程

1. 吸收(absorption) 药物从给药部位进入血液循环的过程称为吸收。药物吸收的速率主要取决于药物的理化性质、剂型、剂量和给药途径、吸收面积及局部血流量。口服是最常用的给药途径，小肠是主要的吸收部位。胃的排空速率、肠蠕动的快慢、胃内容物的多少均可影响口服药物的吸收。经胃肠道吸收入门静脉的药物在到达全身血液循环之前，在通过胃肠黏膜和肝脏时部分被转化失活，使进入全身血液循环的药量减少，药效降低，这种现象称为首过效应(first-pass effect)。需要特别注意的是，静脉注射和静脉滴注没有吸收过程，药物直接进入血液循环。肌内注射和皮下注射的吸收速率取决于注射部位的血流量及药物的剂型，注射部位的血流量丰富则吸收快，水溶液吸收迅速，而油溶液、混悬液吸收慢。

2. 分布(distribution) 药物经血液循环转运到组织器官的过程称为分布。药物的分布过程是否均匀主要取决于以下因素：药物与血浆蛋白的结合率、各器官的血流量、药物与组织的亲和力、体液的pH值、药物的理化性质以及各种屏障等。

人体组织脏器的血流量分布以肝最多，其次是肾、脑、心。药物吸收后，往往可在这些器官内迅速达到较高浓度，并建立动态平衡。脂肪组织血流量虽少，但其面积很大，是脂溶性药物的巨大贮库。如静脉注射脂溶性药物硫喷妥钠后，其先分布到富含类脂质的脑组织，迅速产生全身麻醉作用，随后药物离开脑组织向脂肪组织转移，麻醉作用消失。类似这种分布称为药物在体内的再分布(redistribution)。某些药物在血浆中一部分与血浆蛋白结合，另一部分仍保持游离型，保持游离型的药物可以通过生物膜。例如，磺胺嘧啶与血浆蛋白结合率低，分布到脑脊液中的量较多，故在治疗流行性脑脊髓膜炎时是首选药物。某些药物对某些组织有特殊的亲和力，例如，汞、锑、砷等在肝、肾中沉积较多，钙主要沉积于骨骼中，氯喹在肝中浓度比血浆中浓度高数百倍。对于血-脑脊液屏障，水溶性物质难以通过，脂溶性物质如乙醚、三氯甲烷等则易于通过。青霉素不易通过血-脑脊液屏障，进入脑脊液的比例很小，但当发生脑膜炎时，血-脑脊液屏障的通透性增加，青霉素在脑脊液中可达到足够的浓度，故可用它治疗流行性脑脊髓膜炎。

3. 生物转化(biotransformation) 药物在体内发生的结构变化过程称为生物转化（或代谢）。代谢主要分为两相：第一相代谢主要包括氧化、还原、水解反应；第二相代谢主要是结合反应。多数药物经过代谢，其药理作用可被减弱或完全丧失；也有少数药物只有经过体内代谢才能发挥有效作用，例如，环磷酰胺本身并无活性，在体内经水解释放出氮芥后才发挥抗肿瘤作用。肝脏是药物代谢的主要场所，当肝功能不良时，药物代谢受到影响，则容易引起中毒，因此，对肝病患者用药须特别注意选择药物并掌握适当剂量。药物的代谢酶主要是肝微粒体混合功能酶系统，简称肝药酶。其中最主要的是细胞色素 P450 酶系，简称 P450。使肝药酶活性增强的药物称为肝药酶诱导剂，使其活性降低的药物则称为肝药酶抑制剂。如苯妥英钠是典型的肝药酶诱导剂，红霉素则是肝药酶抑制剂。

4. 排泄(excretion) 药物被以原形或代谢物的形式被排出体外的过程称为排泄。

（1）肾排泄：药物排泄的主要途径。当肾功能不全、少尿或无尿时，肾排泄药物的能力减弱，因此，必须酌情减少药物用量或减少给药次数。在给予具有显著毒副作用的药物时，须特别注意患者的肾、肝功能是否完好。

一般酸性药物在碱性尿中排泄较多，碱性药物则在酸性尿中易于排出。这一规律可用于某些药物的中毒解救。例如，苯巴比妥是弱酸，使用过量引起中毒时，给予碳酸氢钠使尿液碱化，可使其排泄增加；水杨酸类如与碳酸氢钠同服，可加速水杨酸类的排泄，其血药浓度则随之降低。

（2）胆汁排泄：药物排泄途径之一，许多药物经肝脏进入胆汁，由胆汁流入肠腔，然后随粪便排出。进入肠腔中的药物可部分被重新吸收，如洋地黄毒苷，从而形成肝肠循环，使药物排泄缓慢，作用延长，因此，在此类药物中毒时，可采取阻断肝肠循环的措施以减少药物吸收，达到解毒的目的。

（3）其他排泄途径：挥发性药物主要通过呼吸道排泄，其中有一些药物在排泄时对呼吸道有刺激作用，故呼吸道有炎症等病变时应避免使用。口服后未被吸收的药物多随粪便排泄。乳腺、汗腺的分泌物中也有部分药物排泄。如吗啡通过乳腺排出，可引起乳儿中毒。因此，哺乳期妇女用药时须注意。

（三）药动学的常用参数

药动学参数可反映药物在体内随时间变化的规律，可用于定量研究药物的体内过程与药理效应之间的关系，对于制订合理的临床给药方案及新药研发具有重要的指导意义。常用的药动学参数有半衰期、稳态血药浓度、生物利用度、表观分布容积和清除率等。

1. 半衰期(half-life，$t_{1/2}$) 半衰期指血药浓度下降一半所需的时间。半衰期反映药物在体内消除的速率，对于恒比消除的药物，其半衰期是恒定的，不随血药浓度的高低和给药途径的变化而变化。但肝、肾功能不全时，药物的半衰期可能延长，患者易发生蓄积中毒，用药时应予注意。在临床用药中，半衰期具有如下重要意义：①半衰期是药物分类的依据，根据药物的半衰期可将药物分为短效类、中效类、长效类；②可确定给药间隔时间，半衰期长者给药间隔时间长，半衰期短者给药间隔时间短；③可预测药物基本消除时间，停药后经4~5个半衰期，即可认为药物基本消除；④可预测药物达稳态血药浓度的时间。

2. 稳态血药浓度(steady state concentration，C_{ss}) 恒比消除的药物，以半衰期为给药间隔，分次恒量给药，经4~5个半衰期可达稳态血药浓度。由此可知，临床治疗时为了维持稳态血药浓度，必须坚持多次规律用药，这样才能保证临床治疗效果。

3. 生物利用度(bioavailability，F) 生物利用度指非血管给药时，药物制剂实际吸收进入血液循环的药量占实际给药总量的百分率，可用于衡量药物吸收的程度。

$$F = \frac{A}{D} \times 100\%$$

式中：A 为进入血液循环的药量；D 为实际给药总量，通常用血管内给药所得药时曲线下面积（AUC）表示。

药物的给药途径、制剂因素、生产工艺，甚至不同的生产批号等都可影响药物的生物利用度，进而影响药物的临床疗效。例如，有首过效应的药物口服时其生物利用度会降低。抗心绞痛药物硝酸甘油口服时，由于明显的首过效应，其生物利用度仅约为8％，而改为舌下含服可有效避免首过效应，其生物利用度可提高到约80％。

4.表观分布容积(apparent volume of distribution，V_d) 当血浆与组织中药物分布达到平衡后，体内药物总量按此时的血药浓度在体内分布时所需体液量称表观分布容积。

$$V_d = A/C_0$$

式中：A为体内药物总量，C_0为血浆与组织中药物分布达到平衡时的血药浓度，V_d的大小能够反映药物的分布或药物与组织结合的程度。

由于药物在体内的分布并不是均匀的，因此，V_d并不代表真正的生理体积，但可以反映药物在体内分布的情况。许多药物的表观分布容积远远超过计算的体液总量。例如，一个体重为70 kg的男子，体液总量约为42 L(占体重60％)，若给予0.5 mg地高辛(digoxin)，地高辛在该男子体内产生0.78 ng/mL的血药浓度，以体内药物总量除以血药浓度，得表观分布容积为641 L，此值远大于该男子的体液总量，这说明药物主要分布于肌肉和脂肪组织，血浆内仅有少量药物。年龄、性别、疾病等因素均可改变药物的表观分布容积。

一些脂溶性小或与血浆蛋白结合率高的药物，不易进入组织中，主要分布在血浆中，其表观分布容积小，而另一些药物如苯丙胺类容易被组织摄取，血浆中药物浓度低，表观分布容积大。地高辛的表观分布容积可达500 L，说明这类药物在体内存在特异性分布。

5.清除率(clearance，Cl) 清除率是指机体消除器官在单位时间内清除药物的血浆体积。清除率与消除速率常数、表观分布容积成正比，公式如下：

$$Cl = k \times V_d$$

多数药物通过肝代谢和肾排泄从体内清除，因此，清除率主要反映肝、肾的功能，不受血药浓度的影响。肝、肾功能不全的患者，应适当调整给药剂量或延长给药间隔，以免药物蓄积中毒。

第三节　常用药物药理学

为了满足不同的需要，根据不同的分类原则，药品有多种不同分类形式，如将药品分为现代药和传统药、处方药和非处方药、新药、国家基本药物等类别。国家基本药物是指国家制定的《国家基本药物目录》中的药品。国家基本药物是公认的医疗中的基本药物，是对公众健康产生最大影响的药物，也是常用药物。国家基本药物不是价格最便宜的药品，但是同类药品中效果较好的药品，能满足临床基本和必要的需求，既能保证用药的有效性，又能保证用药的经济性。根据《国家基本药物目录》，可对常用药物按系统进行分类，下面简要介绍几种。

一、中枢神经系统用药

（一）解热镇痛药

解热镇痛药是一类具有解热、镇痛作用，大多数还具有抗炎、抗风湿作用的药物，故也可以称为解热镇痛抗炎药，该类药长期服用可能造成不同程度的肝、肾损害，特别是老年人。常用的药品有阿司匹林、布洛芬等。

阿 司 匹 林

【药理作用】本品小剂量（0.05～0.1 g/d）用于抑制血小板聚集，常用量（0.3～0.5 g/d）用于解热镇痛，大剂量（3～4 g/d）用于抗炎、抗风湿。

【临床应用】①解热、镇痛，本品可缓解感冒发热和各种轻中度的疼痛，如头痛、牙痛、神经痛等；②抗炎、抗风湿，本品是治疗风湿性关节炎、类风湿性关节炎的常用药物，可改善症状但需同时进行病因治疗；③抑制血栓形成，本品可作为心脑血管疾病的辅助用药，但容易引起凝血功能障碍。

【不良反应】一般用于解热、镇痛的剂量较小，不易引起不良反应。长时间大量用药（如治疗风湿性、类风湿性疾病，当血药浓度＞200 µg/mL时，较容易出现不良反应。较常见胃肠道反应，表现为恶心、呕吐、上腹部不适；较少见或罕见胃肠道出血或溃疡，表现为排出血性或柏油样便，胃部剧痛或呕吐血性或咖啡样物，多见于大剂量服用本品的患者；过敏反应，支气管痉挛表现为呼吸困难或哮喘，皮肤过敏表现为皮疹、荨麻疹、皮肤瘙痒等。

布 洛 芬

【药理作用】本品用于解热、镇痛、抗炎。

【临床应用】①解热，主要针对成人或儿童发热；②缓解风湿性关节炎、类风湿性关节炎、骨关节炎等各种慢性关节炎的急性发作期或持续性的关节肿痛症状；③治疗非关节性的各种软组织风湿性疼痛，如肩痛、腱鞘炎及运动后损伤性疼痛等；④缓解急性的轻、中度疼痛，如手术后、创伤后、劳损后疼痛等。

【不良反应】少数患者会有胃肠道反应，出现恶心、呕吐、胃肠道溃疡及出血；罕见皮疹、过敏性肾炎、膀胱炎、支气管痉挛等；外用偶有皮肤瘙痒、发红、皮疹等，极个别患者会出现头晕及轻度胃肠道不适，一般可耐受，停药后可自行消失。

（二）镇静催眠药

镇静催眠药是一类具有缓解焦虑症状、帮助失眠患者睡眠的药物。一般入睡困难持续2周以上即可称为失眠，主要表现为上床难以入睡、早醒多醒、多梦噩梦、似睡非睡或通宵难眠。常用的药物有地西泮、巴比妥等。

地 西 泮

【药理作用】本品小剂量用于抗焦虑，常用量用于镇静催眠，大剂量用于抗惊厥、抗癫痫。

【临床应用】缓解各种原因引起的焦虑和失眠，对伴有焦虑的失眠效果良好，具有调节自主神经功能失调及缓解内分泌平衡障碍的作用。用于神经官能症、经前期紧张综合征、更年期综合征的的镇静、助眠，是癫痫持续状态的首选药。

【不良反应】服用后偶尔出现胃部不适、恶心、呕吐、口干、疲乏、皮疹、乳房肿胀、油脂分泌过多、脱发等不良反应，停药后可消失。

巴 比 妥

【药理作用】本品对中枢神经系统有抑制作用，小剂量镇静、催眠，常用量抗惊厥、抗癫痫，大剂量产生麻醉等作用。

【临床应用】小剂量用于缓解焦虑、烦躁不安的症状；常用量用于失眠患者，改善患者睡眠状态；大剂量用于小儿高热、破伤风、脑膜炎等疾病引起的惊厥。

【不良反应】服用后会出现宿醉现象，长期服用容易出现依赖性和耐受性，大剂量服用或静脉注射过快或过量容易引起急性中毒。

（三）抗癫痫药

癫痫是一组大脑局部神经元异常放电，并向周围正常组织扩散引起的反复发作的脑性疾病，常表现为局部抽搐，不自主摇头、眨眼等，具有发作突然、短时、反复的特点，常用的药物有苯妥英钠、卡马西平等。

苯 妥 英 钠

【药理作用】本品用于抗癫痫、抗神经痛、抗心律失常。

【临床应用】用于治疗各种类型的癫痫发作，对于癫痫大发作和局限性发作是首选药，但对于癫痫小发作和肌阵挛性发作无效；对各种神经痛效果较好，如三叉神经痛、坐骨神经痛、舌咽神经痛等；抗心律失常，是强心苷类药物中毒的解救药。

【不良反应】口服对胃肠道有刺激作用，表现为恶心、呕吐、腹痛等症状，静脉注射可能引发静脉炎。口服会引起牙龈增生，常见于儿童及青少年，停药后症状可自行消失。容易出现眼球震颤、共济失调等神经系统不良反应；长期服用可能导致叶酸缺乏，出现巨幼红细胞贫血；偶见过敏反应，表现为药物热、皮疹、瘙痒等，一旦出现应立即停药。

卡 马 西 平

【药理作用】本品用于抗癫痫、抗神经痛、抗躁狂抑郁。

【临床应用】用于治疗各种类型的癫痫发作，对于精神运动性癫痫发作可作为首选药；治疗三叉神经痛效果良好，常作为首选药；对锂盐治疗不耐受或无效的抑郁躁狂症患者，可作为替代药治疗。

【不良反应】用药初期常见恶心、呕吐、眩晕、视物模糊等前庭功能反应，个别患者会出现共济失调、皮疹、心血管反应等，一般停药后可自行恢复；偶见骨髓造血功能异常、肝损害等，用药期间需定期检查血常规和肝功能；本品还是肝药酶诱导剂，与其合用的药物常需加量服用。

二、 呼吸系统用药

（一）镇咳药

咳嗽是一种常见的呼吸道突发性症状，几乎所有的呼吸道疾病都有咳嗽症状。无痰或痰量极少称为干性咳嗽（简称干咳），常见于急性或慢性咽喉炎、喉癌、急性支气管炎初期、气管受压等情况，常用的药物有氢溴酸右美沙芬片等。痰多则称为湿性咳嗽，常见于慢性支气管炎、支气管扩张、肺炎等情况，常用的药物有可待因、右美沙芬等。

可 待 因

【药理作用】本品是吗啡的甲基衍生物，兼有中枢性镇咳和镇痛作用，但镇咳、镇痛作用均不及吗啡，镇咳作用是吗啡的1/4，镇痛作用是吗啡的1/10。

【临床应用】用于治疗各种原因引起的剧烈干咳，尤其是胸膜炎伴有胸痛的情况。

【不良反应】连续用药容易出现耐受性和成瘾性，偶见恶心、呕吐、眩晕等前庭功能反应。大剂量应用易引起呼吸抑制，并出现烦躁不安等中枢神经兴奋症状。

右 美 沙 芬

【药理作用】本品镇咳作用与可待因相似或略强，无镇痛作用。

【临床应用】用于干咳，包括上呼吸道感染（如感冒和咽炎）、支气管炎等疾病引起的咳嗽。

【不良反应】胃肠道反应表现为食欲缺乏、便秘、恶心、嗳气等症状，可见头晕、头痛、嗜睡、易激惹、皮肤过敏等，但不影响疗效。停药后可自行恢复。过量应用可引起神志不清、支气管哮喘、呼吸抑制。

（二）祛痰药

气管、支气管、肺泡的分泌物或渗出物即为痰，可刺激呼吸道黏膜引起咳嗽等症状。痰液潴留体内可使呼吸道致病微生物生长繁殖，导致病情加重。祛痰药可稀释或液化痰液，使之容易咳出。常用的祛痰药有氯化铵、溴己新等。

氯 化 铵

【药理作用】本品能使呼吸道腺体分泌增加，稀释痰液，使之易于咳出；能酸化尿液和体液。

【临床应用】用于黏痰不易咳出者，也可用于泌尿系统感染需酸化尿液时。

【不良反应】常见胃肠道反应，表现为恶心、呕吐、胃痛等症状。

溴 己 新

【药理作用】本品能抑制痰液中酸性黏多糖蛋白的合成，具有强大的黏痰溶解作用。

【临床应用】用于慢性支气管炎、哮喘等疾病引起的痰液不易咳出的患者。

【不良反应】偶尔出现恶心、胃部不适，血清转氨酶可能出现暂时性升高。

（三）平喘药

支气管哮喘多是由各种细胞和细胞组分参与的慢性气道炎症，该炎症常伴有气道反应性增高，导致喘息、气促、胸闷等症状反复发作，同时伴有呼吸频率、深度、节律的改变。常发生在夜间和（或）凌晨。常用的药物有氨茶碱、沙丁胺醇等。

氨 茶 碱

【药理作用】本品为茶碱和乙二胺制成的复盐，能松弛平滑肌，直接扩张支气管；强心利尿，有正性肌力作用，增加心输出量；还能松弛胆道平滑肌。

【临床应用】适用于喘息性支气管炎和支气管哮喘，静脉滴注给药对重症哮喘及哮喘持续状态有良好的治疗作用，口服给药可预防哮喘或治疗轻症哮喘；还可用于心源性哮喘和心性水肿。

【不良反应】有胃肠道反应，表现为恶心、呕吐、食欲减退等；有失眠及不安等中枢神经兴奋症状；静脉滴注过快或剂量过大时可出现急性中毒，表现为心律失常、血压骤降、谵妄、昏迷等症状，甚至呼吸、心搏骤停。

沙 丁 胺 醇

【药理作用】本品可选择性激动β_2受体，能舒张支气管和血管平滑肌，平喘作用强度与肾上腺素相似但作用更持久。

【临床应用】用于支气管哮喘或喘息性支气管炎等伴有支气管痉挛的呼吸道疾病。

【不良反应】较常见的不良反应有震颤、恶心、头痛、心悸、失眠等，较少见的不良反应有口咽发干、头晕目眩、高血压、颜面潮红等，罕见不良反应有血管神经性水肿、荨麻疹、支气管痉挛等，过量中毒时可表现为胸痛、头晕、头痛、恶心、呕吐、心率加快、烦躁不安等症状。

三、消化系统用药

（一）抗酸药和胃黏膜保护药

胃能够分泌胃酸、帮助消化食物，是人体重要的消化器官之一。胃酸分泌过多时，可腐蚀胃部，出现吞酸、反胃、吐酸等现象，严重者可能出现胃溃疡或十二指肠溃疡。抗酸药能中和过多的胃酸，胃黏膜保护药能在胃肠黏膜表面形成保护膜，防止外界因素刺激胃肠黏膜，起到保护胃肠黏膜的作用。常用的药物有复方丙谷胺西咪替丁、硫糖铝等。

西 咪 替 丁

【药理作用】本品可竞争性地拮抗胃壁细胞上的H_2受体，减少胃酸分泌，尤其是基础胃酸分泌为主的夜间胃酸分泌。

【临床应用】用于治疗消化性溃疡，缓解胃酸过多引起的胃痛、胃灼热伴烧心感、反酸，也可用于慢性胃炎。

【不良反应】偶见口干、失眠、腹胀、神经紊乱、咽喉热痛等症状。

硫 糖 铝

【药理作用】本品能黏附在胃、十二指肠黏膜和溃疡基底部，增强胃黏膜屏障功能；抑制胃蛋白酶活性，减少胃黏膜蛋白质的分解；促进胃黏膜及血管增生，促进胃黏液和碳酸氢盐的分泌，发挥防御和修复作用。

【临床应用】用于缓解胃酸过多引起的胃痛、胃灼热感、反酸，也可用于慢性胃炎。

【不良反应】不良反应较少，偶见便秘、稀便、口干、失眠、恶心等症状，停药后可自行恢复。

（二）助消化药

胃动力不足的患者可能会出现消化不良、胃轻瘫、食管反流等疾病，主要表现为上腹部不适或隐痛、腹胀、嗳气等。上述症状大多由消化酶缺乏或胆汁分泌不足导致，常用的药物有干酵母、乳酶生等。

干 酵 母

【药理作用】本品富含B族维生素，可调节肠道内正常微生物菌群。

【临床应用】各种原因引起的消化不良、食欲不振以及B族维生素缺乏症。

【不良反应】剂量过大时可出现腹泻。

（三）止吐药及促胃肠动力药

恶心、呕吐是机体的一种自我保护反应，常由多种原因引起。正常的胃肠蠕动有助于食物消化和吸收，胃肠动力不足时，可导致消化不良，常表现为胃胀、反酸、恶心等症状，常用的药物有多潘立酮、昂丹司琼等。

多 潘 立 酮

【药理作用】本品主要阻断胃肠道多巴胺受体，有促进胃肠动力作用和较强的止吐作用。

【临床应用】各种原因引起的恶心、呕吐，如手术或药物引起的恶心、呕吐；胃轻瘫及功能性消化不良，缓解胃潴留症状，缩短胃排空时间；反流性胃肠疾病、食管性疾病，尤其是对反流性胃炎效果明显；可作为治疗消化性溃疡的辅助用药，可缓解胃窦部潴留；促进产后泌乳。

【不良反应】消化系统反应，偶见口干、便秘、腹泻及短时腹部痉挛性疼痛等；中枢神经系统反应，偶见头痛、头晕、嗜睡、倦怠等症状；锥体外系反应，但常用剂量极少出现，罕见肌张力障碍和癫痫发作；内分泌代谢失常，较大剂量可引起乳房增大和泌乳；心血管系统反应，静脉注射时可出现心律失常；过敏反应，偶见一过性皮疹或瘙痒。

昂 丹 司 琼

【药理作用】本品选择性地阻断中枢和外周5-HT$_3$受体，产生迅速而强大的止吐作用。

【临床应用】用于防治恶性肿瘤化疗和放疗引起的呕吐，也可用于防治术后引起的恶心、呕吐。

【不良反应】常见头痛、头晕、腹泻、便秘等症状，部分患者可能出现转氨酶暂时性升高。

（四）胃肠解痉药

胃肠痉挛是急性腹痛中最为常见的机能性腹痛，又称痉挛性胃肠绞痛。松弛胃肠道平滑肌、降低胃肠蠕动幅度和频率可有效缓解胃肠痉挛。常用的药物有阿托品、山莨菪碱等。

阿 托 品

【药理作用】本品可使腺体分泌减少；对眼睛有扩瞳、升高眼压、调节麻痹、导致远视的作用；可松弛许多内脏平滑肌，尤其是过度活动或痉挛的平滑肌；较大剂量可兴奋延髓和大脑，使呼吸加快、加深。

【临床应用】常于全身麻醉前给药，由于抑制唾液腺和呼吸道腺体分泌，可防止呼吸道阻塞和吸入性肺炎的发生；用于胃及十二指肠溃疡引起的胃肠绞痛，胆肾绞痛常需和阿片类药物联合使用；眼底检查、验光配镜时作为扩瞳药使用；对缓慢型心律失常有一定治疗作用；同时能抗感染性休克和解有机磷酸酯类药物中毒。

【不良反应】可出现口干，偶尔出现过敏性皮疹、眼痛，老年患者常出现排尿困难；剂量过大时可能引发中枢中毒症状，表现为烦躁不安、失眠、产生幻觉、定向障碍、共济失调等症状。

山莨菪碱

【药理作用】本品不易透过血脑屏障，中枢兴奋作用弱，对平滑肌和血管痉挛的解除作用较明显，抑制腺体分泌，但作用不及阿托品。

【临床应用】用于缓解胃肠痉挛引起的疼痛，替代阿托品用于感染性休克的治疗。

【不良反应】常见口干、面红、视近物模糊；较大剂量应用时可出现心率加快、排尿困难等；偶尔出现抽搐甚至昏迷等中枢神经症状，但毒性较小。

（五）泻药与止泻药

便秘是临床常见的一种症状，排便频率降低，1周内大便次数少于3次，或者2～3日才解1次大便均可称为便秘。少数人群一直是2～3日解1次大便，且大便性状正常，则不可称为便秘。多数慢性便秘患者仅表现为排便困难、粪便干结、数天甚至1周才解1次大便，有时可伴有左腹痉挛性疼痛和下坠感，部分患者还可出现口苦、食欲减退、腹胀、下腹部不适等症状。常用的药物有甘油、双八面体蒙脱石等。

甘　油

【药理作用】本品有润滑、刺激肠壁的作用，软化粪便而促进排泻。

【临床应用】常用于老年人、体弱者和儿童便秘的治疗。

【不良反应】治疗剂量基本无不良反应。

双八面体蒙脱石

【药理作用】本品口服时可将多种病原体吸附于肠腔的表面，随着肠道蠕动被排出体外。

【临床应用】常用于成人及儿童急、慢性腹泻，也可用于食管、胃及十二指肠疾病引起的相关疼痛症状的辅助治疗，但不作为解痉药使用。

【不良反应】偶见便秘、大便干结。

四、 心血管系统用药

（一）抗高血压药

静息状态下，非同日3次测量血压值均在90/140 mmHg以上，即可称为高血压。可以是原发性高血压，也可能是由各种原因引起的继发性高血压，如患者本身患有高脂血症、糖尿病等基础疾病。常用的药物有卡托普利、硝苯地平等。

卡 托 普 利

【药理作用】本品抑制血管紧张素转换酶发挥降压作用，有防止动脉粥样硬化和保护血管内皮细胞的作用，同时还能保护缺血心肌和改善心功能。

【临床应用】可用于治疗高血压，缓解心力衰竭症状，超说明书剂量使用可用于改善糖尿病肾病的症状。

【不良反应】刺激性干咳是最常见的不良反应，如干咳严重或不耐受患者可考虑换用血管紧张素受体阻断药；过敏反应，表现为皮疹伴有瘙痒，有时伴有发热，关节痛和嗜酸性粒细胞增多，常出现斑丘疹，荨麻疹少见，症状较轻，一般减量或停药后症状可自行消失；个别患者会出现低血压、心动过速、胸痛和心悸等症状。

硝 苯 地 平

【药理作用】本品可选择性地阻断心肌和血管平滑肌细胞膜的Ca^{2+}通道，阻滞Ca^{2+}内流，使心肌收缩力减弱，心输出量减少，血管平滑肌松弛，血管扩张，从而使血压下降。

【临床应用】用于高血压和心绞痛（劳累型心绞痛和静息型心绞痛）的治疗。

【不良反应】较高剂量时容易出现面部潮红、头晕头痛等症状，胃肠道反应表现为恶心、消化不良、胃部灼烧感，部分患者会出现嗜睡、乏力、低血压、心悸和下肢水肿。

（二）抗高血糖药

临床上空腹血糖值高于 6.1 mmol/L，餐后 2 h 血糖值高于 7.8 mmol/L，即可称为高血糖，典型表现有口渴、多饮、多尿、乏力、体重减轻等。长期高血糖会使全身各个组织器官发生病变。常用的药物有胰岛素、二甲双胍等。

胰 岛 素

【药理作用】本品是一种胰岛 β 细胞合成、分泌的多肽类激素。能促进葡萄糖的氧化和酵解，促进糖原合成、促进糖转变为脂肪，抑制糖原分解；能促进脂肪合成，抑制脂肪分解；能促进氨基酸转运进入细胞内，加速蛋白质合成，抑制蛋白质分解。

【临床应用】可用于各种糖尿病的治疗，尤其是需要使用胰岛素的 1 型糖尿病和经饮食控制、口服降糖药治疗无效的 2 型糖尿病；对糖尿病合并高热、严重感染、创伤等情况治疗效果良好；还可用于治疗糖尿病酮症酸中毒及高渗性非酮症性糖尿病昏迷。

【不良反应】最常见的不良反应是低血糖；偶尔出现代谢及营养异常，眼部异常表现为视网膜病变暂时性恶化，一过性黑矇等；罕见免疫系统速发变态反应，表现为血管神经性水肿、支气管痉挛、低血压和休克；还可出现注射部位发红、疼痛、瘙痒、荨麻疹、肿胀或炎症等。

二 甲 双 胍

【药理作用】本品能促进脂肪组织对葡萄糖的摄取和利用，减少葡萄糖在肠道的吸收，抑制糖异生和胰高血糖素的释放。

【临床应用】对于单纯饮食控制及体育锻炼控制血糖无效的 2 型糖尿病是首选。

【不良反应】最常见的不良反应是胃肠道反应，表现为味觉障碍、恶心、呕吐、腹泻、腹痛和食欲不振。罕见肝胆功能异常、皮肤过敏，表现为红斑、瘙痒、荨麻疹。长期服用可能减少维生素 B_{12} 的吸收，也可出现乳酸酸中毒。

（三）抗高血脂药

血浆中含有的甘油三酯和总胆固醇升高，包括低密度脂蛋白胆固醇含量升高和高密度脂蛋白胆固醇含量降低，即可称为高脂血症。原发性高脂血症多与基因突变有关，由其他疾病或已知原因导致的血脂异常称为继发性高脂血症。常用的药物有阿西莫司、阿托伐他汀等。

阿 西 莫 司

【药理作用】本品属于 B 族维生素，能抑制脂肪分解，减少肝脏合成和分泌胆固醇；降低甘油三酯、胆固醇和低密度脂蛋白（LDL）含量，轻度升高高密度脂蛋白（HDL）含量。

【临床应用】适用于高胆固醇血症和高甘油三酯血症。常作为其他药物不能充分降低甘油三酯含量时的替代治疗和辅助治疗。

【不良反应】治疗初期容易引起皮肤血管扩张，表现为皮肤变红，有瘙痒和潮热感。治疗期间偶见胃肠道反应，表现为胃灼热感、上腹部痛。

阿 托 伐 他 汀

【药理作用】本品能抑制羟甲基戊二酸单酰辅酶 A 还原酶，减少内源性胆固醇合成，同时轻度降低甘油三酯和 LDL，轻度升高 HDL。

【临床应用】主要用于原发性高胆固醇血症，还可缓解冠心病、糖尿病、症状性动脉粥样硬化性疾病的症状。

【不良反应】长期服用容易出现横纹肌溶解综合征、肝功能异常。

五、 血液及造血系统用药

（一）促凝血药

促凝血药也称止血药，是能加速血液凝固、抑制纤维蛋白溶解、加强血小板功能的一类药物。常用的药物有维生素K、氨甲苯酸等。

维 生 素 K

【药理作用】本品可作为γ-羧化酶的辅酶促进凝血因子合成，使血液凝固。

【临床应用】用于防治维生素K缺乏引起的出血性疾病，如梗阻性黄疸引起的维生素K吸收障碍，长期应用广谱抗生素引起的维生素K合成障碍；同时还可用于缓解胆石症、胆道蛔虫性胆绞痛等。

【不良反应】刺激性较强，口服容易引起恶心、呕吐等胃肠道反应；静脉注射过快可能导致面部潮红、出汗、胸闷等症状；较大剂量使用还可导致新生儿、早产儿发生溶血性贫血、高胆红素血症等情况。

氨 甲 苯 酸

【药理作用】本品能抑制纤维蛋白溶解，竞争性抑制纤溶酶原激活物，起到止血作用。

【临床应用】主要用于产后出血及前列腺等手术后纤溶酶活性亢进引起的大出血。

【不良反应】用量过大或时间过长时可促使血栓形成，诱发心肌梗死；静脉给药速度过快，可引起低血压、心动过缓等。

（二）抗凝血药

抗凝血药是一类能抑制凝血酶生成或影响凝血酶活性的药物，常用的药物有香豆素、肝素等。

香 豆 素

【药理作用】本品是维生素K的拮抗剂，在肝脏中阻止维生素K的循环利用，影响依赖维生素K的凝血因子的合成。

【临床应用】用于防止血栓形成，如口服可防止心房纤颤、心脏瓣膜病引起的血栓栓塞；用于预防手术后的血栓形成，如外科大手术、髋关节手术等。

【不良反应】口服过量或长期用药，容易导致自发性出血，严重者可致颅内出血；有致畸作用，能通过乳汁排泄，故妊娠期、哺乳期妇女慎用。

肝 素

【药理作用】本品能增强抗凝血酶的作用，从而使得以丝氨酸为活性中心的凝血因子失去活性而发挥抗凝血作用，同时还有抑制血小板聚集、抗炎和调节血脂的作用。

【临床应用】用于防治血栓栓塞性疾病，如肺栓塞、急心心肌梗死等；适用于弥散性血管内凝血的早期治疗；也可预防心血管手术等术后的血栓形成。

【不良反应】最常见的不良反应为自发性出血，表现为黏膜出血、关节腔积血等；偶见哮喘、皮疹；个别患者可能出现血小板减少的情况；服用时间过长时可引发骨质疏松和自发性骨折。

知识链接

《世界医学协会赫尔辛基宣言》简介

《世界医学协会赫尔辛基宣言》简称《赫尔辛基宣言》，制定了涉及人体对象医学研究的道德原则，是一份包括以人作为受试对象的生物医学研究的伦理原则和限制条件的文件，也是关于人体试验的第二个国际性文件，比《纽伦堡法典》更加全面、具体和完善。

《赫尔辛基宣言》在第18届世界医学协会联合大会(赫尔辛基，芬兰，1964年6月)采用，并分别在第 29、35、41、48、52、53、55、59、64 届世界医学协会联合大会中进行了修订。虽然宣言主要以医生为对象，但世界医学协会鼓励参与涉及人类受试者的医学研究的其他人遵守这些原则。

《赫尔辛基宣言》指出，在涉及人类受试者的医学研究中，个体受试者的安康必须优于其他所有利益。在医学研究中，医生有责任保护受试者的生命、健康、尊严、完整性、自我决定权、隐私，以及为受试者的个人信息保密。

 小 结

药理学是研究药物与机体(包括病原体)间相互作用机制及其规律的一门学科。它是一门桥梁学科，将基础医学与临床医学、药学与医学紧密联系在一起。药理学的发展大致经历了三个阶段：传统本草学阶段、近代药理学阶段、现代药理学阶段。药理学主要研究两个方面内容：药物效应动力学和药物代谢动力学。根据《国家基本药物目录》，可将常用药物按系统大致分类如下：中枢神经系统用药、呼吸系统用药、消化系统用药、心血管系统用药、血液及造血系统用药等。

目标检测

参考答案

一、 单选题

1.药物的治疗量是指药物的剂量范围在（ ）。

A.最小有效量与最小中毒量之间　　B.常用量与极量之间
C.最小有效量与极量之间　　D.常用量与最小中毒量之间
E.最有效的给药剂量

2.药物的基本作用是指（ ）。

A.选择作用和普遍作用　　B.兴奋作用和抑制作用
C.防治作用和不良反应　　D.局部作用和吸收作用
E.预防作用和治疗作用

3.药物的体内过程不包括（ ）。

A.消化　　　　B.吸收　　　　C.分布　　　　D.生物转化　　　　E.排泄

4.大多数药物的跨膜转运方式是（ ）。

A.主动转运　　　　B.脂溶扩散　　　　C.易化扩散
D.滤过　　　　E.胞饮

5.下列给药途径中存在首过效应的是（ ）。

A.舌下含服　　　　B.静脉注射　　　　C.皮肤外用
D.口服　　　　E.皮下注射

6.下列可用于抗炎、抗风湿的药物是（ ）

A.多潘立酮　　　　B.布洛芬　　　　C.可待因
D.阿托品　　　　E.山莨菪碱

7.下列可用于平喘的药物是（ ）。

A.昂丹司琼　　　　B.蒙脱石散　　　　C.氯化铵

D. 溴己新　　　　　　　　E. 沙丁胺醇

8. 抗高血压药卡托普利的常见不良反应是（　　）。

A. 体位性低血压　　　　　B. 心率加快　　　　　　　C. 血脂异常

D. 前列腺素升高　　　　　E. 刺激性干咳

9. 伴有肥胖的2型糖尿病患者治疗时常选用（　　）。

A. 胰岛素　　　　　　　　B. 格列本脲　　　　　　　C. 罗格列酮

D. 二甲双胍　　　　　　　E. 阿卡波糖

10. 使用香豆素引起的凝血功能障碍，常选用下列哪种药物进行对抗治疗？（　　）

A. 鱼精蛋白　　　　　　　B. 维生素K　　　　　　　C. 凝血酶

D. 氨甲苯酸　　　　　　　E. 酚磺乙胺

二、 名词解释

1. 效能

2. 受体激动药

3. 生物利用度

4. 半衰期

5. 药理学

三、 简答题

1. 影响药物分布的因素有哪些？

2. 药物血浆半衰期在临床应用中有什么意义？

（贵州护理职业技术学院　　陈惠心）

药 剂 学

扫码看 PPT

1.掌握药剂学的有关概念及药剂学的任务。

2.熟悉药物的剂型分类、剂型与疗效的关系，以及常见剂型。

3.了解药剂学分支学科及药剂学的发展趋势。

药剂学(pharmaceutics)是一门研究药物制剂的基础理论、处方设计、制备工艺、质量控制以及合理应用的综合性学科。绝大部分药物不能直接供患者用于疾病的治疗，必须制成适合患者使用的最佳给药形式，即药物剂型，简称剂型。常见的剂型包括片剂、胶囊剂、注射剂、溶液剂、软膏剂、气雾剂、栓剂等，此外，缓（控）释制剂和靶向制剂是目前研究较多的新剂型。

第一节 药剂学的发展与任务

一、 药剂学的发展

药剂学的发展紧跟着药物的发展，有着悠久的历史，并随着社会的发展而进步，特别是第一次工业革命后，科学与工业技术的蓬勃发展为药剂学的高速发展创造了客观条件，使这门学科朝着科学化的新阶段大步迈进。

（一）中国药剂学的发展

我国古代药剂学的发展是华夏人民几千年来同各种疾病做斗争所得经验的科学总结。前人除了认识、鉴别药物外，也对用药方法进行了探索，从简单"咀嚼"的用药方法，发展到将新鲜药材捣碎使用，而后又经炮制、加工制成一定剂型应用于疾病的治疗。汤剂是我国应用较早的中药剂型之一，在《针灸甲乙经·序》中就有"伊尹以亚圣之才，撰用《神农本草》以为汤液"的记载，说明汤剂于商代就已开始使用。我国最早的医书《黄帝内经》中已有汤剂、丸剂、散剂、膏剂、药酒剂的记载。东汉张仲景的《伤寒论》和《金匮要略》中亦收载有栓剂、洗剂、软膏剂、浸膏剂、糖浆剂等10余种剂型，并首次记载使用动物胶、炼蜜、淀粉糊等作为丸剂的赋形剂。两晋、南北朝时期，各史籍记载的药学专著已达10余种，这时中药学才逐步形成独立的学科。唐代孙思邈所著《备急千金要方》《千金翼方》和王焘所著《外台秘要》等，对中药学理论，药材的产地、加工、炮制、标准等都有专门的论述。

唐代颁布了我国第一部，也是世界上最早的国家药典——《新修本草》，该书为我国药剂学的发展奠定了基础。到宋代，中药饮片成方制剂生产规模日益扩大，并出现了官办的"太平惠民和剂局"，其中惠民局相当于药店，而和剂局即制药工厂，并于公元1080年颁布了《太平惠民和剂局方》，这是我国最早的一部国家制剂规范，比英国最早的局方早500余年。明代李时珍所著的《本草纲目》，总结了16世纪以前我国劳动人民医药实践的经验，充分展示了我国传统医学丰富的药物剂型，不仅为药剂学研究提供了翔实的资料，对世界药学的发展也有重大的贡献，《本草纲目》已被许多国家翻译并深入研究。自鸦片战争到解放初期，由于帝国主义的侵略，以及外国人在我国开医院、办学校，西方医药学也相继传入我国，这对我国近代药剂学的发展产生了很大的影响，不仅影响了我国的制药工业，也极大地束缚了我国传统医药学的发展，直接导致这段时期我国药剂学的发展混乱，停滞不前。

中华人民共和国成立后，政府立即制定了符合我国国情的卫生工作方针和政策，1950年召开的全国制药工业专业会议，确定在自力更生的基础上，有计划、有步骤地恢复与发展医药生产事业。1952年，轻工业部成立医药工业管理局，并设立中国医药公司，全面安排药物及制剂的生产、销售及供应事项，使制药工业得到迅速的恢复和发展。1957年成立了上海医药工业研究院药物制剂研究室，旨在进一步研究制剂生产和解决生产中出现的问题，研究和发展制药新技术、新剂型、新工艺，并从理论上提高我国整体的制剂生产水平。自此以后，全国各地先后成立了医药工业研究机构，为药剂学的发展奠定了坚实的基础。1958年10月11日，毛泽东做出了"中国医药学是一个伟大的宝库，应当努力发掘，加以提高"的重要批示，全国各地掀起了学习中医、研究中药剂型的新高潮，中草药片剂、注射剂、复方制剂以及中西药复方制剂在临床上获得了发展与应用。

我国医药文化遗产颇为丰富，在继承和发扬传统医药文化的同时，近代药剂学吸收了西方药剂学的理论技术和方法，并结合我国药剂学的实际情况，创造出我国药剂学今天的辉煌成就。

（二）国外药剂学的发展

国外药剂学的发展始于古埃及与古巴比伦(今伊拉克地区)。《埃伯斯纸草书》是约公元前1552年的著作，其中记载了很多药物的处方、用途、制法及剂型，如浸、煎、浸渍、烟熏、吸入、漱口、膏、硬膏、丸、散、模印片、软膏等。盖仑是古罗马著名的医药学家，与我国汉代张仲景同时代，被西方各国奉为药剂学鼻祖，其著作中亦记述了丸剂、散剂、浸膏剂、溶液剂、酒剂、酊剂等多种剂型，目前"盖仑制剂"在西方被用于泛指含一种或数种有机成分的标准药房制剂。佛罗伦萨学院于1498年出版的《佛罗伦萨处方集》一般被视为欧洲第一部法定药典。

由于有机化学的发展和某些单体药物的发现，药物从天然物质逐渐转变为化学物质。1928年，英国细菌学家、生物化学家弗莱明偶然发现青霉素，从此人类掌握了治疗细菌性感染的有力武器。19世纪，法国医师Pravas首次发明注射器后，人们发现注射给药起效迅速，1843年英国Brockedon William首次发明压片机，自此片剂以其使用方便的特点被广泛使用，1847年Murdock发明了硬胶囊剂，1886年Limousin发明了双头玻璃安瓿，使注射剂得到了快速的发展。19世纪是西方科学与工业技术蓬勃发展的时期，也是药剂学发展的黄金时期，片剂、注射剂、胶囊剂、橡胶硬膏剂等常见剂型均出自这一时期，相关制药机械的发明极大地推进了药剂生产的机械化、自动化。

国外药剂学在临床主要剂型的研究与生产方面亦有巨大进展。对于注射剂，研究内容包括其处方设计、混合溶剂的应用、附加剂(助溶剂、增溶剂、抗氧剂、抑菌剂、螯合剂)的选择、产品质量的改进、检验技术的革新以及容器与包装设备的研究等各个方面。塑料安瓿和聚氯乙烯输液袋的使用，打破了注射剂长期使用玻璃包材的局面，也提高了注射剂的质量和易用性。在注射剂生产工艺设备方面，有全自动洗瓶灭菌机、磁力自动安瓿灌封机、层流式高效空气过滤净化器、全自动蒸汽高压灭菌设备以及辐射灭菌、静电过滤灭菌设备等，这些都是目前主流的注射剂生产设备。在注射剂质量检查仪器方面，有光电安瓿检查机、微粒分析仪等。

片剂的使用历史悠久，随着科学技术的发展，片剂的研究和生产水平有很大提高。新辅料、新工艺和新设备的相继出现，为片剂生产的高速化、自动化打下物质基础。近年来，一批新辅料也应用到片剂的制备中，如填充剂有微晶纤维素、预胶化淀粉、羟丙甲纤维素等，崩解剂有低取代羟丙基纤维素、羧甲基淀粉钠、交联聚维酮和交联羧甲基纤维素钠等。在片剂制备机械方面，沸腾造粒机、粉末压片机、全自动包衣机、高速自动化压片机等设备的应用，极大地提高了片剂的生产效率，同时片剂质量也大为提高。胶囊剂也是沿用已久的剂型，全自动胶囊填充机的出现，使得胶囊剂生产效率和质量均大为提高。同时基于新辅料的使用，出现了肠溶胶囊、双层胶囊、直肠胶囊、骨架胶囊和缓释胶囊等。

在新剂型的研发方面，缓（控）释给药系统、择时释药系统、靶向给药系统、定位给药系统、经皮给药系统、黏膜给药系统、生物技术药物给药系统等已成为当下研究的热点。其中缓（控）释制剂近年来发展最快，它可使药物从制剂中按照缓慢的速度或一定的速度释放出来，使机体的血药浓度长时间保持在有效浓度范围内，从而达到降低血药浓度波动、延长给药间隔、提高药效和减少不良反应的目的。常见的缓（控）释制剂有骨架片、微型胶囊片、渗透泵片、胃内漂浮型制剂(片剂、胶囊剂)、透皮吸收制剂等。此外，靶向制剂的研究也取得重要成果，如静脉乳剂、复合乳剂、微球制剂、脂质体制剂和磁性微球制剂等都有很大发展。

20世纪50年代以来，物理化学的基本原理与药剂学的剂型模式相结合形成了剂型的制备理论，如药物的稳定性、溶解理论、流变学、粉体学等，药剂学进入用化学和物理化学理论来设计、生产和评价的时期，并使用客观的体外指标评定药品的质量，这一时期被称为物理药剂学时代。

20世纪60年代开始，药品的质量评定从体外扩展到体内。药物在体内一般需经历吸收、分布、代谢和排泄四个过程，体内血药浓度的经时变化、生物利用度以及药效学的研究结果表明，药品的疗效不仅与药物本身的化学结构有关，而且与其剂型、制备工艺、辅料种类有关，有时剂型对药效具有决定性的影响。生物药剂学和药物代谢动力学的发展为新剂型的研究开发提供了理论依据，这一时期被称为生物药剂学时代。

进入20世纪70年代，由于电子工业的发展，生产设备机械化、自动化的程度越来越高，极大地促进了药剂学的发展，同时，新辅料、新工艺和新设备的不断出现，也为新剂型的制备、制剂质量的提高奠定了重要的物质基础。这一时期工业药剂学的特征主要表现在药品剂型与品种的数量增加、产品质量趋于稳定、临床疗效提高和保存期延长等方面，常见剂型的生产线也日臻成熟，新技术、新工艺发展迅速。

到20世纪80年代，药剂学向临床质量评价方向发展而进入了临床药学时代。以患者为研究对象，以治疗疾病为出发点认识药品的属性，并开始用药物制剂的临床疗效、毒副作用来评价药物制剂质量。临床药学的出现使药物制剂工作者直接参与到对患者的药物治疗活动中，符合医药相结合的时代要求。

20世纪90年代，有赖于生命科学、遗传学、现代医学、信息科学、材料科学的飞速发展，许多新材料、新理论、新技术被应用于药剂学中。人们开始有目的地根据人体的生理和病理特征设计药物的剂型。研发出诸如定时、定量、定位释放药物的给药系统。

进入21世纪后，在继续对各种新型药物递释系统研究的同时，科学家对载药系统进入人体后与细胞和分子之间的相互作用、药物分子与药用辅料分子之间的相互作用等产生了兴趣，自此分子药剂学成为当下又一热点研究领域。

二、药剂学的任务

药剂学的核心任务是将药物制成适合临床应用的剂型，并能批量生产安全、有效、稳定、均一的制剂，具体任务可归纳如下。

（一）药剂学的基础理论研究

药剂学的基础理论是指药物制剂的配制理论，涵盖了处方设计、制剂制备、质量控制、合理应用等方面的内容。如通过研究生物药剂学和药物代谢动力学理论正确评价制剂的体内过程；研究表面活性剂的增溶理论来提高难溶性药物的溶解性能；研究片剂成形理论和粉体学理论指导片剂的生产和控制片剂质量；研究流变学的基础理论，对混悬液、乳浊液和软膏剂等剂型的质量进行控制。可见，研究药剂学基础理论对开发新剂型、新技术、新产品，提高制剂质量均有重要的指导意义。

（二）新剂型和新技术的研发与应用

剂型是药物应用的具体形式，除药物自身的药理作用外，具体剂型也会直接影响药物的临床疗效。随着科学技术的发展和人们生活水平的提高，原有剂型和制剂已不能满足当下的需求，如以往的基础给药剂型一般很难完全满足速效、长效、低毒、控释和靶向性等特殊要求。因此，积极研究开发新剂型是药剂学的一项重要任务。而新剂型的研发离不开新技术的应用，近年来，许多新技术被应用于药物制剂工作中，如脂质体技术、固体分散技术、包合技术、纳米技术、微囊与微球技术等，这些技术的应用为新剂型的开发和现有剂型的质量提升奠定了基础。

（三）新型药用辅料的研发与应用

药物制剂中除药物外，其余均为辅料。药物剂型的形态和质量与其中的辅料密切相关，药物剂型的创新和改进、产品质量的提高、制剂新技术的应用等，都依赖于优良的药用辅料。如乙基纤维素（EC）、丙烯酸树脂系列（Eu RS100，Eu RL100等）等非pH依赖性高分子物质的出现，促进了缓（控）释制剂的发展。为了适应现代药物及其制剂的发展，辅料将继续向安全性、功能性、高效性、稳定性、适应性的方向发展。新型药用辅料的研发对制剂水平的整体提高具有重要意义。

（四）中药新剂型的研发

中医药文化是我国的宝贵文化遗产之一，中药在我国有几千年的使用历史，在继承和发扬中医药理论和中药传统制剂的同时，运用现代制剂技术和检测手段实现中药制剂现代化，振兴中医药产业，把中药制剂推向世界，是当下药剂工作者的努力方向。近几十年来，在继承、整理、发展和提高丸、散、膏、酒等传统中药剂型的基础上，开发出了口服液、颗粒剂、片剂、滴丸剂、气雾剂等20多种中药新剂型，不仅提高了中药的疗效，也极大地扩展了其临床应用范围。但如何进一步开发符合中药多组分、多靶点特点的新剂型，丰富和发展中药制剂新品种，仍是我国药剂学工作者面临的一项长期而艰巨的任务。

（五）新型制药机械和设备的研发

制药机械和设备是药物制剂生产的重要工具。世界卫生组织提出"药品生产质量管理规范"（Good Manufacturing Practice，GMP)以来，制药机械的发展面临着前所未有的机遇和挑战。为了提高制剂的质量，制药机械和设备需要向封闭、高效、多功能、连续化、自动化和智能化的方向发展；同时，需要研制和开发适合新剂型和新技术的制药机械和设备，使更多、更好的制剂产品进入市场，造福于人类。

第二节　药剂学的研究内容

一、药物剂型的分类

常用的药物剂型有40余种，并且随着药剂学的发展，新的剂型也在不断涌现，通常可将剂型按如下方法分类。

（一）按给药途径分类

这种分类方法将给药途径相同的剂型分为一类，与临床使用密切相关。

1. 经胃肠道给药剂型　经胃肠道给药剂型是指药物制剂经口服后进入胃肠道，起局部作用或经吸收而发挥全身作用的剂型，如常用的片剂、胶囊剂、颗粒剂、滴丸剂、散剂、溶液剂、乳剂、混悬剂等。某些容易受胃肠道中的酸或酶破坏的药物一般不能采用这类简单剂型。另外，经口腔黏膜吸收的剂型不属于经胃肠道给药剂型。

2. 非经胃肠道给药剂型　非经胃肠道给药剂型是指除口服给药途径以外的所有其他给药剂型，

这些剂型的制剂可在给药部位起局部作用或被吸收后发挥全身作用。

（1）注射给药剂型：如注射剂，包括静脉注射、肌内注射、皮下注射、皮内注射及腔内注射等多种注射途径。

（2）呼吸道给药剂型：如气雾剂、喷雾剂、粉雾剂等。

（3）皮肤给药剂型：如外用溶液剂、洗剂、搽剂、糊剂、软膏剂、硬膏剂、贴剂等。

（4）黏膜给药剂型：如滴眼剂、滴鼻剂、眼用软膏剂、含漱剂、舌下片剂、粘贴片及贴膜剂等。

（5）腔道给药剂型：如栓剂、气雾剂、泡腾片、滴剂及滴丸剂等，用于直肠、阴道、尿道、鼻腔、耳道等。

（二）按分散系统分类

这种分类方法，便于应用物理化学的原理来阐明各类制剂特征，但不能反映用药部位与用药方法对剂型的要求，甚至一种制剂可以分类到多种剂型中。

1. **溶液型** 药物以分子或离子状态（微粒的直径小于 1 nm）分散于分散介质中所形成的均匀分散体系，也称为低分子溶液，如芳香水剂、溶液剂、糖浆剂、甘油剂、醋剂、注射剂等。

2. **胶体溶液型** 药物主要以高分子形式（微粒的直径为 1～100 nm）分散在分散介质中所形成的均匀分散体系，也称高分子溶液，也有不均匀分散体系，如溶胶。常见的胶体溶液型剂型有胶浆剂、火棉胶剂、涂膜剂等。

3. **乳剂型** 油类药物或药物油溶液以液滴状态分散在分散介质中所形成的非均匀分散体系，如口服乳剂、静脉注射乳剂、部分搽剂等。

4. **混悬型** 固体药物以微粒状态分散在分散介质中所形成的不均匀分散体系，如合剂、洗剂、气雾剂等都有混悬型剂型。

5. **气体分散型** 液体或固体药物以微粒状态分散在气体分散介质中所形成的不均匀分散体系，如气雾剂。

6. **微粒分散型** 药物以不同大小微粒，呈液体状态或固体状态分散，如微球制剂、微囊制剂、纳米囊制剂等。

7. **固体分散型** 固体药物以聚集体状态存在的分散体系，如片剂、散剂、颗粒剂、胶囊剂、丸剂等。

（三）按制法分类

这种分类方法不能囊括全部剂型，但习惯上较为常用。

1. **浸出制剂** 浸出制剂是用浸出方法制成的剂型，主要是中药制剂，如流浸膏剂、酊剂等。

2. **无菌制剂** 无菌制剂是用灭菌方法或无菌技术制成的剂型，如注射剂等。

（四）按形态分类

这种分类方法按物质形态对药物剂型进行分类。

1. **液体剂型** 如芳香水剂、溶液剂、注射剂、合剂、洗剂、搽剂等。

2. **气体剂型** 如气雾剂、喷雾剂等。

3. **固体剂型** 如片剂、散剂、丸剂、膜剂等。

4. **半固体剂型** 如软膏剂、栓剂、糊剂等。

二、 药物的给药途径与药效的发挥

药物的剂型是为适应诊断、治疗或预防疾病的需要而制备的不同给药形式，适宜的药物剂型可以充分发挥药物的疗效并降低其毒副作用。药效和剂型之间存在着辩证关系，虽然药物本身对疗效起主要作用，但在某些条件下，剂型对药效的发挥也起着重要的甚至是支配性的作用，有时相同药物的不同剂型可以产生截然不同的疗效。

（一）剂型影响药物在体内药理作用的强弱、快慢及持续时间

剂型可直接影响药物的释放速度，进而影响起效速度，如急症患者，为使药物迅速起效，可采用注射剂、气雾剂和舌下片剂等；对于药效需要持久的病症，则可使用缓释制剂和控释制剂等。同一种药物，制成不同的剂型，药效特点也会不同，如抗心绞痛药物硝酸甘油的各种剂型具有不同的药效强度和持续时间，以适应不同的治疗或预防要求，详见表7-1。

表7-1 硝酸甘油不同剂型的作用

剂型	常用剂量/mg	起效时间/min	达峰时间/min	持续时间
舌下片剂	0.3～0.8	2～5	4～8	10～30 min
口颊片剂	1～3	2～5	4～10	30～300 min
口服片剂	6.5～19.5	20～45	45～120	2～6 h
软膏剂	10～20	15～60	30～120	3～8 h
透皮贴剂	5～10	30～60	60～180	24 h

（二）剂型改变药物的作用性质

通常情况下药物改变剂型后作用性质不变，但有些药物制成不同的剂型后可呈现不同的治疗效果。如硫酸镁的口服剂型为泻下药，但硫酸镁注射剂静脉滴注，则具有抗惊厥的作用，常用于妊娠高血压，降低血压，治疗先兆子痫和子痫，也用于治疗早产。将胰酶制成肠溶胶囊或肠溶片剂口服，其在肠内发挥消化淀粉、蛋白质和脂肪的作用，如果将胰酶精制品制成注射用胰酶蛋白，则可清除血凝块、脓液、坏死组织及炎性渗出物，用于坏死性创伤、溃疡、血肿、脓肿及炎症等的辅助治疗。

（三）剂型影响药物的疗效

片剂、胶囊、丸剂等固体剂型的制备工艺不同，则药物的疗效显著不同。如红霉素、胰酶等在胃酸中易失效的药物，通常制成肠溶胶囊或肠溶片服用，使其在肠内崩解；一些难溶性、难吸收的药物，在制备过程中，采用微粉化或固体分散技术增大药物的溶解度和溶出速率，进而增强疗效。药物晶型及粒子的大小可以直接影响药物的释放速率，从而影响药物的治疗效果，如螺内酯经微粉化后，其片剂的给药剂量仅需未微粉化片剂的1/5。

（四）改变剂型降低或消除药物的毒副作用

将刺激性药物制成缓（控）释制剂，使药物在体内缓慢、平稳释放，既可延长药物作用时间，又能降低或消除药物的不良反应。如氨茶碱治疗哮喘的效果很好，但具有诱发心跳加速的不良反应，将其制成缓（控）释制剂既可以保持其血药浓度平稳，又可降低其毒副作用；若制成栓剂，则可以消除这种毒副作用。将抗肿瘤药物制成脂质体、纳米粒等制剂，静脉注射后可以选择性地富集于肿瘤部位，既提高了疗效，又降低了由于药物的全身分布而产生的毒副作用。

（五）剂型改变药物制剂的外观和物态

不同的剂型和同一剂型的不同外观均会影响患者的顺应性，以及药物制剂的生产成本，携带、运输和贮存的方便性等。如可以根据用途和使用条件，将中药浸出物制成药酒、片剂、注射剂等剂型。儿童用药常被制成色、香、味俱佳的制剂或栓剂等，或将难以吞服的片剂制成糖浆剂、果味水剂等，提高儿童或老年人服用的顺应性。

总之，药品想产生适宜的疗效不仅需依靠其固有的药理作用，还需要借助适宜的剂型。因此，在设计一种药物的剂型时，不仅要满足疾病治疗、预防的需求，还应对药物的理化性质、制剂的稳定性、生物利用度、质量控制、生产工艺、贮存、运输以及服用方法等方面进行全面的考量。

三、常见的药物剂型

（一）固体剂型

固体剂型是指以固体状态存在的剂型的总称，常用的有散剂、颗粒剂、胶囊剂、片剂和丸剂等。固体制剂是使用最广泛的剂型，与液体制剂相比，固体制剂具有物理、化学稳定性好，生产成本低，包装、运输、携带、服用方便等优点，但固体剂型中的药物在体内需先经崩解或溶出后，再透过生物膜，才能被吸收进入体循环并产生药效。

固体剂型的制备过程实际上是粉体的处理过程，由于粉体的运动单元是粒子，为确保各种成分的混合均匀和药物剂量的准确性，必须对物料进行预加工，使物料具有良好的流动性、充填性。固体剂型的制备首先是将药物与辅料进行粉碎与过筛，获得粒径适宜且粒度分布均匀的粉末，而后根据不同剂型的要求进行混合、制粒、干燥、压片、填充等单元操作。如把粉状物料混匀后，直接分装，即得散剂；把粉状混合物料进行制粒、干燥后分装，即得颗粒剂；把制备的粉状物或颗粒装入胶囊中，即得胶囊剂；对制备的颗粒进行压片，即得片剂。

常见的固体剂型有如下几种。

1. 散剂　散剂是指一种或多种药物（或与适宜的辅料）经粉碎、混匀而制成的干燥粉末状制剂，分为口服散剂和局部用散剂。散剂是古老的传统剂型之一，古代《伤寒论》《名医别录》和《神农本草经》中均有大量散剂的记载。口服散剂用于全身治疗，如阿奇霉素散剂、参苓白术散、桑菊银翘散等。局部用散剂可用于皮肤、口腔、咽喉、腔道等处疾病的治疗，如云南白药散、痱子粉、硝酸咪康唑散等。散剂的特点是药物粒径小，比表面积大，易于分散，药物的溶出、吸收及起效速率快；另外，外用散剂覆盖面积大，可同时发挥保护和收敛等作用；制备工艺简单，贮存、运输、携带方便，便于婴幼儿服用。但要注意，由于散剂的分散度大而造成的吸湿性、稳定性、气味、刺激性等方面的问题。

2. 颗粒剂　颗粒剂是指原料药和适宜的辅料混合制成的具有一定粒度的干燥颗粒状制剂。除另有规定外，颗粒剂中不通过一号筛（粒径＞2000 μm）的粗粒和通过五号筛（粒径＜180 μm）的细粒的总和不得超过15％。颗粒剂既可直接吞服，也可溶于水中饮服。较之散剂，颗粒剂的特点是飞散性、附着性、团聚性、吸湿性等均较低，有利于分剂量；各种成分混匀后用黏合剂制成颗粒，可防止有效成分的离析；贮存、运输、服用方便；必要时可对颗粒进行包衣，根据包衣材料的性质可使颗粒具有防潮性、缓释性或肠溶性等。

3. 胶囊剂　胶囊剂是指药物（或与适宜辅料）充填于空心硬胶囊或密封于软质囊材中制成的固体制剂。空胶囊主要以明胶、甘油、水为原料制成，胶囊剂可分为硬胶囊、软胶囊（胶丸）、缓释胶囊、控释胶囊和肠溶胶囊，主要供口服用。世界各国药典中收载的胶囊剂品种数目仅次于片剂和注射剂。胶囊剂的特点是能提高药物稳定性，掩盖药物的不良气味，提高患者用药的顺应性；硬胶囊的内容物为粉末或颗粒，药物的生物利用度高于片剂、丸剂等剂型；油性药物可制成软胶囊剂，以个数计量液体药物，可弥补其他固体剂型的不足。可延缓药物的释放，将缓释颗粒装于胶囊，可达到缓释长效作用，如康泰克胶囊。可实现定位释药，对囊材进行处理后可制成小肠、结肠定位释药系统，亦可制成直肠给药或阴道给药的胶囊剂。但胶囊剂不适合充填药物的水溶液或稀乙醇溶液，此外易风化、吸湿性强、刺激性大的药物也不宜制成胶囊剂。

4. 片剂　片剂是指药物与辅料均匀混合后压制而成的圆形或异形片状固体制剂。片剂以口服普通片为主，也有含片、舌下片、口腔贴片、咀嚼片、分散片、泡腾片、阴道片、速释或缓（控）释片与肠溶片等。目前，世界各国药典收载的制剂中以片剂为最多。近年来，随着对片剂成形理论、崩解溶出机制的深入研究，人们开发出了多种新型辅料、新型高效压片机等，实现了连续化规模生产，产量可达每小时几十万片，不仅提高了片剂的质量，而且推动了片剂外观、品种的多样化，满足了临床医疗或预防的不同需求。片剂的优点如下：含量均匀，剂量准确，携带、运输、服用均较方便；物理、化学稳定性较好，因为片剂组成致密、体积较小，受外界空气、光线、水分等因素的影响较小，还可通过包衣加强保护或改变崩解位置；生产的机械化、自动化程度高，产量大、成本低；可以制成不同形状或类型的各种片剂。但片剂的不足之处是幼儿及昏迷患者不易吞服，而且片剂处方中不宜加入易挥发性成分。

5. 丸剂　丸剂是指药材细粉或药材提取物加适宜的黏合辅料制成的球状或类球状的固体制剂。常见的丸剂有蜜丸、水丸、糊丸、微丸和滴丸等多种类型。丸剂也是一种古老的剂型，现多见于中药制剂。

（二）液体制剂

液体制剂是指药物以一定形式分散于液体分散介质中所制成的供口服或外用的液体分散体系。液体制剂的分散相可以是液体、固体或气体，药物能以分子、离子、胶粒、液滴、颗粒或混合形式分散于介质中。当药物以分子或离子状态分散于介质中时，可形成均匀分散的液体制剂，制剂处于稳定状态，如溶液剂、高分子溶液剂。当药物以胶粒、液滴、颗粒或混合形式分散于介质中时，则形成非均匀分散的液体制剂，此时制剂处于物理不稳定状态，如溶胶剂、混悬剂、乳剂等。药物在分散介质中的分散状态与其制剂的稳定性、疗效、毒性等均有着密切的关系。液体制剂的品种多，临床应用广泛，也是注射剂、软胶囊、软膏剂、栓剂、气雾剂等的基础剂型。

1. 液体制剂的特点　①药物的分散度高、与组织的接触面积大、吸收速度快且完全、作用迅速，某些固体药物制成液体制剂后可提高其生物利用度；②给药途径多样，既可内服，也可用于皮肤、黏膜和腔道；③某些固体药物如溴化物、碘化物、水合氯醛等口服后，局部药物浓度过高，对胃肠道有一定的刺激作用，制成液体制剂后易于控制药物浓度，达到减小刺激性的目的；④液体制剂便于分剂量，易于服用，尤其适合小儿与老年患者。但液体制剂也有一些缺点：首先，由于药物分散度大，同时受分散介质的影响，药物的化学降解速率加快，药效容易降低甚至失效；其次，液体制剂体积较大，携带、运输和贮存都不方便；再次，水性液体制剂容易霉变，一般需加入防腐剂；最后，非均相液体制剂的分散粒子具有很大的比表面积，容易出现一系列的物理稳定性问题。

2. 液体制剂的质量要求　①均相液体制剂应是澄明溶液；②非均相液体制剂应保证其分散相小而均匀；③药物的浓度应准确；④口服液体制剂应外观良好，口感适宜；⑤外用液体制剂应无刺激性；⑥液体制剂应具有一定的防腐能力，贮存和使用过程不应发生霉变；⑦包装容器适合患者携带和使用。

3. 液体制剂的种类　①低分子溶液剂是指低分子药物分散在分散介质中所形成的澄明液体制剂，属于热力学稳定体系，溶剂多为水，也可以为乙醇或油。②高分子溶液剂是由高分子化合物分散在分散介质中形成的液体制剂，在水中溶解时，因为分子较大，所以又称亲水胶体溶液，属于热力学稳定体系。③溶胶剂是固体纳米粒分散在溶剂中形成的非均相液体制剂，属于热力学不稳定体系。④混悬剂是指难溶性固体药物以微粒状态分散于分散介质中形成的非均相液体制剂，属于热力学不稳定的粗分散体系。⑤干混悬剂是将难溶性固体药物与适宜辅料制成的粉末状或颗粒状制剂，使用时加水振摇即可分散成混悬剂，这有利于解决混悬剂在贮存过程中药物不稳定的问题。合剂、搽剂、洗剂、注射剂等中都有混悬剂存在。⑥乳剂是由不溶性液体药物以乳滴状态分散在分散介质中形成的不均匀分散体系。

（三）其他剂型

1. 软膏剂　软膏剂是药物与适宜基质均匀混合制成的具有一定稠度的半固体外用制剂。软膏剂常用基质分为脂溶性基质、水溶性基质和乳剂型基质，其中用乳剂型基质制成的易于涂布的软膏剂称乳膏剂。

2. 栓剂　栓剂是药物与适宜基质制成的具有一定形状的供人体腔道内给药的固体制剂。栓剂在常温下为固体，塞入腔道后，在体温下能迅速软化熔融或溶解于分泌液中，逐渐释放药物而产生局部或全身性药理作用。常见的栓剂包括直肠栓、阴道栓、尿道栓等。

3. 气雾剂　气雾剂是药物溶液、乳状液或混悬液与适宜抛射剂共同封装于具有特制阀门系统的耐压容器中，使用时借助抛射剂的压力使内容物呈雾状喷出，用于肺部吸入或直接喷至腔道黏膜、皮肤及空间消毒的制剂。

4. 膜剂 膜剂是药物溶解或均匀分散于成膜材料中制成的薄膜制剂，膜剂可供口服、口含、舌下给药，也可置于眼结膜囊内或阴道内，产生局部或全身性药理作用。

第三节 药剂学的分支学科与发展

一、药剂学的分支学科

药剂学是以多门学科的理论为基础的综合性技术学科，生命、化工、数理、材料、电子、信息等科学领域的快速发展推动了药剂学的进步，并进一步形成了工业药剂学、物理药剂学、生物药剂学、药物代谢动力学、药用高分子材料学、临床药学等分支学科，这些学科的出现和不断完善对药剂学的整体发展具有重大的推动作用。

（一）工业药剂学

工业药剂学是利用溶液形成理论、粉体学、流变学、界面化学等的研究手段研究剂型以及制剂单元操作的基础理论、工艺技术、生产设备和质量管理的一门学科。工业药剂学在研究剂型的基础上，加强了制剂的加工技术，如粉碎、分级、混合、制粒、压片、过滤、灭菌、空气净化等制剂单元操作及设备知识，涵盖了材料科学、机械科学、粉体工程学、化学工程学的理论和实践，在新剂型的研发、处方设计、生产工艺的研究与改进、制药设备的研究与改进以及提高产品质量等方面均发挥着关键作用。

（二）物理药剂学

物理药剂学是运用物理化学原理、方法和手段，研究药剂学中有关剂型、制剂的处方设计、制备工艺、质量控制等内容的一门学科。自20世纪50年代物理药剂学问世以来，化学动力学、界面化学、胶体化学、流变学、结晶化学、粉体学等学科的理论和实践在药剂学中的应用日渐增多，这对物理药剂学的系统发展起到了很大的促进作用。药物制剂的处方前研究、处方设计、配伍变化、制剂性质、稳定性、贮存等都以物理化学原理为指导，使药剂学的剂型设计、制备、质量控制等迈向了科学化和理论化进程。

（三）生物药剂学

生物药剂学是研究药物及其制剂在体内的吸收、分布、代谢与排泄过程，阐明药物的剂型因素、机体生物因素和药物疗效之间相互关系的学科。生物药剂学着重于药物的体内过程，强调药物制剂的生物学意义。研究生物药剂学的目的是正确评价药品质量，设计合理的剂型、处方及生产工艺，开发新药，为临床合理用药提供科学依据，使药物发挥最佳的治疗作用。

（四）药物代谢动力学

药物代谢动力学简称药动学，是应用动力学原理与数学的处理方法，定量描述药物体内动态变化规律的一门学科。药物进入体内后的吸收、分布、代谢、排泄过程都存在着血药浓度的经时变化，对不同时刻、不同位置的血药浓度变化规律进行定量化的描述即为药动学的基本任务。药动学为药物结构改造、新药设计、剂型改革、制剂工艺优化、安全合理用药提供量化的评价指标，从而发挥重要的指导作用。此外，药动学的体内药物定量化研究手段在生物药剂学、药理学、毒理学、临床药理学及药物治疗学等相关领域中均有重要的作用，已成为药物临床前研究和临床研究的重要组成部分。

（五）药用高分子材料学

药用高分子材料学是研究各种药用高分子材料的组成、结构、性能、合成以及应用的一门学科。它吸收了高分子物理、高分子化学和聚合物工艺学的理论和技术，为新剂型设计和处方提供新型高分子材料和新方法，对创制新剂型和提高制剂质量起着重要的支撑和推动作用。

（六）临床药学

临床药学以患者为对象，研究药物的安全、有效、合理应用等问题，是一门与临床治疗学紧密联系的新学科，其核心问题是最大限度地发挥药物的临床疗效，并确保患者的用药安全与合理。临床药学的研究内容如下：提供特定患者所需的药品信息；临床剂型研究，药物制剂的临床研究及评价；药物给药剂量的临床监控；药物临床使用中的配伍变化及相互作用研究等。临床药学的出现，使药师在药学实践中从主要以"药品为目标"的传统观念转移到以"患者为目标"的新观念，使药师直接参与到对患者的药物治疗活动中，有利于提高临床治疗水平。

二、药物传递系统与药剂学的发展

药物传递系统(drug delivery system，DDS)是指在防治疾病的过程中所采用的药物的不同给药形式，是具有某种功能的药物新剂型。这一概念出现在20世纪70年代初，80年代开始成为制剂研究的热门课题。生物药剂学与药动学可以测定药物在体内的吸收、分布、代谢和排泄的定量关系，以及药物的生物利用度，这使得药物在体内过程的研究结果为新剂型的开发研究提供了科学依据。

1. 缓释和控释给药系统 药物的治疗作用与血药浓度密切相关。过高的血药浓度可产生毒性反应，而过低的血药浓度又不具备治疗效果，这为合理设计剂型提供科学依据，其相应的研究产物就是缓（控）释制剂，以达到使血药浓度保持平稳的目的，这是DDS的初期发展阶段。与普通制剂相比，缓释和控释给药系统的优点是减少服药次数，提高患者用药的顺应性，药物缓慢或有控制地释放，血药浓度平稳，避免峰谷现象，有利于发挥药物的最佳治疗效果，降低药物的毒副作用。由于新材料、新工艺、新技术和新设备的不断开发与应用，近年来多种剂型的缓释和控释给药系统被开发出来，如片剂、胶囊剂(内装缓释微丸等)、栓剂、渗透泵片、贴剂、植入剂、黏膜黏附剂与注射剂(微球、纳米粒和脂质体等)，并被广泛用于多种疾病的治疗。

2. 靶向给药系统 对于有些疾病，药物到达病灶时才能发挥疗效，其他部位的药物不仅起不到治疗作用甚至可能产生毒副作用。如果使药物富集于病灶，尽量减小其他部位的药物浓度，不仅可有效提高药物的治疗效果，还可以减少毒副作用，这对癌症、炎症等局灶性疾病的治疗具有重要意义，其相应的研究产物就是靶向给药系统。靶向给药系统的病灶可以是有病的脏器或器官，也可能是某类特定的细胞或细菌等。自20世纪80年代初以来，由于对靶向机制、载体材料、靶向分子、制备方法、体内分布与代谢规律等领域的研究越来越深入，药剂学工作者在前药、脂质体、纳米粒、纳米囊、微囊、微球等药物载体系统，以及表面修饰、受体介导的纳米靶向给药系统等方面的研究取得了突破性进展，国内外已经有一些纳米靶向制剂被批准上市。对药物载体进行靶向性修饰是目前研究DDS的热点之一。

3. 择时给药系统 近代的时辰药理学研究指出，节律性变化的疾病（如血压、激素和胃酸的分泌等方面的相关疾病），可根据生物节律的变化调整给药系统，如脉冲给药系统、择时给药系统，已取得了较好效果。自调式释药系统是一种依赖于生物体信息反馈，自动调节药物释放量的给药系统。对于胰岛素依赖的糖尿病患者，根据血糖浓度的变化控制胰岛素释放的DDS的研究备受关注。目前口服择时给药系统主要有渗透泵脉冲释药制剂、包衣脉冲释药制剂和定时脉冲塞胶囊剂等。

4. 经皮给药系统 1979年，起全身作用的东莨菪碱经皮给药制剂首次上市，1981年美国FDA将硝酸甘油经皮吸收制剂批准作为新药上市，自此经皮给药系统得到了迅速的发展。经皮给药系统的优点如下：能再现和长期保持恒定的释药速度；减少给药次数；提高患者用药的顺应性，患者可自行用药，特别适合老年人、婴儿及不宜口服给药的患者；一旦出现毒副作用，可立即终止用药；

可避免肝脏首过效应和胃肠道的影响；可避免药物对胃肠道的刺激。但透皮吸收量有限，应选择适宜的药物、适宜的透皮吸收促进剂、适宜的制备技术以及适宜的透皮位置等，此外，经皮给药系统在应用上也有一定的局限性：首先，不适合对皮肤具有强烈的刺激性、致敏性的药物；其次，不适合大剂量药物；最后，药物吸收个体差异和部位差异较大，特别是容易受患者皮肤状态的影响。

5. 生物技术制剂 随着生物技术的发展，多肽和蛋白质类药物制剂的研究与开发已成为药剂学研究的重要领域，也给药物制剂带来新的挑战。生物技术药物通常是指利用微生物、植物或动物，通过基因杂交技术、DNA 重组技术、细胞融合技术、发酵技术或酶工程技术等获得的生物活性物质，多为多肽和蛋白质类，它们的物理、化学稳定性较差，口服易受胃酸及消化酶的影响而失活，另外，由于此类物质普遍分子量大、不易穿透胃肠黏膜，因此，目前此类药物多以注射方式给药。为了方便使用和提高患者的顺应性，药剂学工作者正致力于其他给药系统的研究，如鼻腔、直肠、肺部、新型口服给药系统等，虽然上市品种很少，但具有潜在的研究价值和广阔的应用前景。目前基因治疗也受到广泛的关注，如采用纳米粒或纳米囊包裹基因或转基因细胞是生物材料领域中的新动向。如果该研究获得成功，将使基因治疗和药物治疗向简便、实用的方向迈进，不仅可用于各种恶性肿瘤的治疗，也为许多基因缺陷性疾病和其他疾病的治疗提供全新的生物疗法。

6. 黏膜给药系统 黏膜存在于人体的各个腔道中，局部用药的黏膜制剂达到全身治疗作用的新型给药系统日益受到重视。这其中，口腔、鼻腔和肺部三种途径的给药，对避免药物的首过效应、避免胃肠道对药物的破坏、避免某些药物对胃肠道的刺激均具有重要的意义。

随着制药技术及相关学科的发展，缓（控）释制剂正逐步替代普通制剂，靶向制剂、脉冲释药制剂、自调式释药制剂、生物技术制剂等也将逐步增多。但由于疾病的复杂性及药物性质的多样性，不同疾病所适宜的给药系统及同一疾病的不同治疗药物的给药系统不尽相同，因此必须发展多种多样的给药系统以满足不同的需要，如治疗心血管系统疾病的药物最好制成缓释和控释给药系统，抗肿瘤药宜制成靶向给药系统，胰岛素更适合制成自调式给药系统等。

知识链接

《本草纲目》简介

《本草纲目》为明代李时珍所著，刊于 1596 年，共 52 卷，载药 1892 种，其中新药 374 种，药方 11096 首，插图 1160 幅，约 190 万字，分为 16 部、60 类。药物分矿物药、植物药和动物药。矿物药分为水部、火部、土部、金石部 4 部。植物药根据植物的性能、形态及生长的环境，分为草部、谷部、菜部、果部、木部 5 部，草部又细分为山草、芳草、隰草、毒草、蔓草、水草、石草等小类。动物药按低级向高级进化的顺序分为虫部、鳞部、介部、禽部、兽部、人部 6 部。另外还有服器部。这种分类方式，已经过渡到按自然演化的系统来划分了。从无机到有机，从简单到复杂，从低级到高级，这种分类方法受到达尔文的高度重视。

《本草纲目》广泛涉及医学、药物学、生物学、矿物学、化学、环境与生物等诸多科学领域。在化学史上，较早地记载了纯金属、金属、金属氯化物、硫化物等一系列的化学反应。同时又记载了蒸馏、结晶、升华、沉淀、干燥等现代化学中应用的一些操作方法。1606 年《本草纲目》传入日本，1647 年波兰人弥格将《本草纲目》译成拉丁文传至欧洲，《本草纲目》后来又被译成俄文、法文、英文、德文等文字。

小 结

药剂学是一门研究药物制剂的基础理论、处方设计、制备工艺、质量控制以及合理应用的综合性学科。绝大部分药物不能直接供患者用于疾病的治疗，必须制成适合患者使用的最佳给药形式，即药物剂型，简称剂型。药剂学的主要任务有以下几个方面：药剂学的基础理论研究；新剂型和新技术的研发与应用；新型药用辅料的研发与应用；中药新剂型的研发；新型制药机械和设备的研发。

药物的剂型众多，分类方法通常可根据给药途径分为经胃肠道给药剂型及非经胃肠道给药剂型；也可根据分散系统分为溶液型、胶体溶液型、乳剂型、混悬型、固体分散型等。药物的剂型是为适应诊断、治疗或预防疾病的需要而制备的不同给药形式，适宜的药物剂型可以充分发挥药物的疗效并降低其毒副作用。药物剂型可以影响药物在体内药理作用的强弱、快慢及持续时间，改变药物的作用性质，影响药物的疗效，降低或消除药物的毒副作用，改变药物制剂的外观和物态等。

药物传递系统是指在防治疾病的过程中所采用的药物的不同给药形式，是具有某种功能的药物新剂型，如缓释和控释给药系统、靶向给药系统、择时给药系统、经皮给药系统、生物技术制剂、黏膜给药系统等。

 目标检测

参考答案

一、单选题

1.下列叙述中哪一项不属于药剂学的研究范畴？（　　）

A.药物制剂的基础理论研究　　　　B.制药设备的研究开发

C.阐明药物的作用机理　　　　D.开发新的药用辅料

E.研究新的给药途径

2.以下哪一项不属于固体剂型？（　　）

A.散剂　　　　B.胶囊剂　　　　C.片剂　　　　D.丸剂　　　　E.干混悬剂

3.以下哪一项不是生物药剂学的主要研究任务？（　　）

A.药物的吸收　　　　B.药物的分布　　　　C.药物的代谢

D.药物的排泄　　　　E.药物的药效

4.液体制剂的特点不包括（　　）。

A.药物的分散度高、与组织的接触面积大、吸收速率快且完全、作用迅速

B.给药途径多样　　　　C.便于分剂量，易于服用

D.是注射剂的基础剂型　　　　E.体积小，携带方便

二、名词解释

1.药物制剂

2.药物剂型

3.药物传递系统

4.药物代谢动力学

三、简答题

1.药物制剂研究的的主要任务有哪些？

2.举例说明常见的药物剂型。

3.举例说明常见的药物传递系统。

（铁岭卫生职业学院　张密）

药物分析

扫码看 PPT

药物分析是药学领域的一个重要组成部分，是全国医药高职高专药学类专业规定设置的一门专业核心课程，也是国家执业药师资格考试规定的主要考试课程之一。药物分析是一门研究药物及其制剂的组成、鉴别、检查和含量测定等内容的"方法学科"。通过对本课程的学习，学生应为从事药品质量检验和新药的研究开发等工作奠定基础。

第一节　药物分析的性质和任务

一、药物分析的性质

药品是指用于预防、治疗、诊断人的疾病，有目的地调节人的生理机能并规定有适应证或功能主治、用法和用量的物质。药品作为一种特殊商品，其特殊性不仅在于其在治病救人方面可起到巨大作用，也体现在其对用药者产生的危害性方面，很小剂量的药物可因质量问题而导致严重的后果。所以药物的质量直接关系到人类的健康和生命的安危，为了全面控制药品的质量，保证用药的安全性、稳定性和有效性，药品在研发、生产、经营以及临床使用等环节都必须经过严格的分析检验。

药物分析是一门研究和发展药品全面质量控制的"方法学科"，它主要运用化学、物理化学或生物化学的方法和技术研究化学结构已经明确的合成药物或天然药物及其制剂的质量控制方法，也研究有代表性的中药制剂和生化药物及其制剂的质量控制方法。

二、药物分析的任务

药物分析以其对药品质量的有效分析和评价，为全方位、全过程地控制药品质量提供依据，成为药品质量控制环节的一个重要组成部分。其具体任务如下。

（一）对药品质量进行检验分析

为确保药品的质量，应严格按照国家法定的药品质量标准，对药品进行分析检验。为此，国家设立了专门负责药品检验的机构，如中国食品药品检定研究院、各省（市）药品检验所等；从事药品生产、经营和使用的药厂、医药公司和医院等也有各自的质量检验部门，对药品质量进行各个环节的层层把关。

（二）生产过程的质量分析与控制

药品的生产常是经过多个环节、多个步骤完成的，任何一个环节出现问题，都会造成后续工作的无效和浪费。因此，从生产药品的原料到成品的生产全过程的质量分析和检验，可保障生产正常运行，促使生产工艺改进，保证药品质量，提高生产效率，减少不必要的损失。

（三）药品贮存过程的质量分析与控制

药品在流通和经营过程中，必须严格按照规定的条件进行贮存，避免温度、湿度和光照等外界因素引起药品质量的变化。通过药物分析，跟踪药品在贮存过程中的质量与稳定性，有利于采取科学合理的贮存条件和方法，保证药品的质量。

（四）临床使用中的质量分析

为保证临床合理用药，应用药物分析技术研究药物进入体内后的动力学过程，即药物在体内的吸收、分布、代谢和排泄等过程。通过监测体内的药物浓度，可研究药物本身或药物代谢物产生毒性的可能性，潜在的药物相互作用，治疗方案的调整，以及用药者对药物治疗的顺应性等，有利于更好地指导临床用药，减少药物的毒副作用，提高药品疗效。

第二节 药物分析的主要内容

一、 我国药品质量标准体系

（一）药品的质量和质量标准

1.药品的质量 药品的质量直接关系到人类的身体健康与生命安全，药品只有合格品与不合格品之分，评价药品的质量应从以下两个方面考虑。

（1）药品的疗效和毒副作用：合格的药品应有肯定的疗效，在治疗剂量范围内不产生严重的毒性反应，副作用较小，疗效好。

（2）药品的纯度：药品的纯净程度，又称为药用纯度或药用规格。由于药品的纯度会影响药品的疗效和毒副作用，故药品应有一定的纯度标准，才能供药用。药品中的杂质是指药品在生产过程中可能引入的除药物以外的其他化学物质。杂质的存在，有可能引起生理性的危害，产生毒副作用。药品的纯度可由药品的性状、药品的物理常数、杂质限量、有效成分的含量、生物活性、毒性试验等方面来体现，这些均能反映出药品的质量。

2.药品的质量标准 药品质量标准是国家对药品质量规格及检验方法做出的的技术性规定，是国家为保证药品质量所制定的具有法律约束力的技术法规，是药品生产、供应、使用、检验和药政管理部门共同遵循的法定依据。其主要内容包括名称、性状、鉴别、检查、含量测定和贮藏等。

（二）药品质量标准的分类

药品质量标准分为国家药品质量标准和其他药品质量标准两大类。国家药品质量标准包括《中华人民共和国药典》（简称《中国药典》）和《国家药品监督管理局国家药品标准》（简称《局颁标准》）。其他药品质量标准包括临床研究用药品质量标准、暂行或试行药品标准和企业标准等。

1.国家药品质量标准

（1）《中国药典》是我国记载药品质量标准的法典，由国家药典委员会编纂，经国务院批准后，由国家药品监督管理局颁布、实施，具有全国性的法律约束力。

（2）《国家药品监督管理局国家药品标准》是由国家药品监督管理局批准颁布的国家药品质量标准，简称《局颁标准》，主要是以"药品注册标准"的形式颁布，也具有全国性的法律约束力。

2. 其他药品质量标准

（1）临床研究用药品质量标准：根据《中华人民共和国药品管理法》的规定，已在研制的新药，在进行临床试验或试用之前应先取得国家药品监督管理局的批准。为保证临床用药的安全和临床结论的可靠，还需新药研制单位研究、制订并由国家药品监督管理局批准的一个临时性的质量标准，即临床研究用药品质量标准。该标准仅在新药临床试验期间有效，并且仅供药品研制单位和临床试验单位使用。

（2）暂行或试行药品标准：新药试生产期间制订的质量标准为暂行药品标准；该标准执行2年后，如果药品质量稳定，能转为正式生产，则称为试行药品标准；试行药品标准执行2年后，如果药品质量仍然稳定，经国家药品监督管理局批准，则可转为《局颁标准》。

（3）企业标准：由药品生产企业制订，用于控制其药品质量的标准，称为企业标准或企业内部标准，该标准只在本厂或本系统内的管理上有约束力，属于非法定标准。

二、《中国药典》与主要国外药典

（一）《中国药典》

1.《中国药典》的沿革 《新修本草》又称《唐本草》，是我国最早的药典，也是世界上第一部全国性药典。

《中国药典》的英文名称是 Pharmacopoeia of the People′s Republic of China（缩写为ChP），不同版本的药典以其后括号内的年份来表示。中华人民共和国成立以来，分别于1953、1963、1977、1985、1990、1995、2000、2005、2010、2015年和2020年出版了十一版《中国药典》，现行版是2020年版，该版于2020年12月30日正式实施。

《中国药典》（2020年版）分为一部、二部、三部和四部。

一部：收载药材和饮片、植物油脂和提取物、成方制剂和单味制剂。

二部：收载化学药、抗生素、生化药品和放射性药品。

三部：收载生物制品（疫苗、抗毒素及抗血清、血液制品、重组DNA制品、体内诊断制品）。

四部：收载通则和药用辅料，通则包括制剂通则、通用方法（检测方法）和指导原则三个部分内容。

2.《中国药典》的基本结构与内容 《中国药典》（2020年版）由凡例、正文及其所引用的通则和索引四个部分组成。

（1）凡例：为解释和正确使用《中国药典》进行药品质量检定的基本原则，是对《中国药典》正文、通则及与质量检定有关的共性问题加以统一规定，在药典各部中列于正文之前。凡例中的有关规定具有法定约束力。

（2）正文：药品质量标准的主体，是根据药物自身的理化性质与生物学特性，按照批准的处方来源、生产工艺、贮藏运输条件等所制订的，用以检测药品质量是否达到用药要求并衡量其质量是否稳定均一的技术性规定。药典各部收载的正文略有差异。例如，一部收载的中药制剂的质量标准的主要内容包括品名、处方、制法、性状、鉴别、检查、含量测定、功能与主治、用法与用量、注意、规格、贮藏等；如为中药材或饮片，则需说明其来源、浸出物、性味与归经等。二部收载的化学药品制剂的质量标准的主要内容包括品名、含量或效价规定、性状、鉴别、检查、含量测定、类别、规格、贮藏等；如为化学原料药，则需说明其结构式、分子式与分子量、化学名称和制剂等。

（3）通则：从2015年版开始，这部分内容统一收录在四部中。主要收载了制剂通则、通用检测方法和指导原则。编码以"XXYY"4位阿拉伯数字表示，其中XX为类别，YY为亚类别。

制剂通则按照药物剂型分类，在每种剂型下规定有该剂型的定义、基本要求和常规的检查项目。

通用检测方法是各正文品种进行相同项目的检测时所采用的统一的设备、程序、方法及限度等，包括一般鉴别试验、光谱法、色谱法、物理常数测定法、限量检查方法、特性检查法、分子生物学检查法、生物检查法、生物活性测定法、中药其他方法、生物制品相关检查方法、药包材检测方法、试剂与标准物质等。

指导原则是为执行药典、考察药品质量、起草与复核药品标准等所制定的指导性规定。不作为强制的法定标准。

（4）索引：除正文之前有中文的品名目次外，书末还有按汉语拼音排序的中文索引和英文索引。

（二）主要国外药典简介

1.《美国药典》 《美国药典》（The United States Pharmacopoeia，缩写为USP），与《美国国家处方集》（National Formulation，NF）于1980年起合并出版，合称为美国药典-国家处方集（USP-NF），简称《美国药典》，其是由美国药典委员会编辑出版。《美国药典》是美国政府对药品质量标准和检定方法做出的技术性规定，也是药品生产、使用、管理、检验的法律依据。NF收载了《美国药典》（USP）尚未收入的新药和新制剂。《美国药典》最新版为USP44-NF39。

2.《英国药典》 《英国药典》（British Pharmacopoeia，缩写为BP），由英国药典委员会编制，是英国制药标准的重要来源。《英国药典》不仅为读者提供了药用和成药配方标准以及公式配药标准，而且向读者展示了许多明确分类并可参照的《欧洲药典》专著。《英国药典》出版周期不定，最新的版本为2021版，共6卷。

3.《日本药局方》 日本药典即《日本药局方》（Japanese Pharmacopoeia，缩写为JP），由日本药局方编辑委员会编纂，日本厚生劳动省颁布、执行。

《日本药局方》由一部和二部组成，共一册。一部收载有凡例、制剂总则（即制剂通则）、一般试验方法、医药品各论（主要为化学药品、抗生素、放射性药品以及制剂）；二部收载通则、生药总则、制剂总则、一般实验方法、医药品各论（主要为生药、生物制品、调剂用附加剂等）、药品红外光谱集、一般信息、附录（原子量表）等。

《日本药局方》的索引有药物的日本名索引、英文名索引和拉丁名索引三种。其中拉丁名索引用于生药品种。

4.《欧洲药典》 《欧洲药典》（European Pharmacopoeia，缩写为Ph.Eur.或EP），为欧洲药品质量检测的唯一指导文献，是所有药品和药用底物的生产厂家在欧洲范围内推销和使用过程中，必须遵循的质量标准。

《欧洲药典》由欧洲药品质量管理局负责出版和发行，有英文和法文两种法定版本，基本组成有凡例、附录、制剂通则、指导原则和药品标准等。

《欧洲药典》每3年修订一版，每年发行3个增补本，欧洲药典委员会还根据例会决议进行非累积性增补，每年3次。

5.《国际药典》 《国际药典》（International Pharmacopoeia，缩写为Ph.Int），是由世界卫生组织（WHO）编纂，由世界卫生大会批准出版。

《国际药典》收载药物原料、药用辅料、药物制剂、标准物质的标准及其分析检验方法等内容，该药典供WHO成员国免费使用，许多国家尤其是非洲各成员国将《国际药典》作为本国或地区的认可标准，即具有法律效力。

三、 药品质量管理规范

为加强药品在研发、生产、经营和临床试验等各个环节的管理，确保药品质量能符合药品质量标准的要求，我国根据《中华人民共和国药品管理法》制定了相关的管理规范，其法令性文件如下。

1.《药物非临床研究质量管理规范》（Good Laboratory Practice，GLP） 为提高药物非临床研究的质量，确保实验资料的真实性、完整性和可靠性，保障人民用药安全，根据《中华人民共和国药品管理法》，制定本规范。本规范适用于为申请药品注册而进行的药物非临床研究。药物非临床安全性评价研究机构必须遵循本规范。

药物非临床安全性评价研究，指为评价药物安全性，在实验室条件下，用试验系统进行的各种毒性试验，包括单次给药的毒性试验、反复给药的毒性试验、生殖毒性试验、遗传毒性试验、致癌试验、局部毒性试验、免疫原性试验、依赖性试验、毒代动力学试验以及与评价药物安全性有关的其他试验。进行药物非临床安全性评价的研究机构必须通过GLP认证。

2. **《药品生产质量管理规范》（Good Manufacturing Practice，GMP）** 为规范药品生产质量管理，根据《中华人民共和国药品管理法》和《中华人民共和国药品管理法实施条例》，制定本规范。本规范是药品生产管理和质量控制的基本要求，适用于药物制剂生产的全过程和原料药生产中影响成品质量的各关键工艺。

本规范对生产企业的机构与人员、厂房与设施、设备、物料与产品、确认与认证、卫生、生产管理、质量管理等方面做了详细的规定。

3. **《药品经营质量管理规范》（Good Supply Practice，GSP）** 为加强药品经营质量管理，规范药品经营行为，保障人体用药安全、有效，根据《中华人民共和国药品管理法》《中华人民共和国药品管理法实施条例》，制定本规范。本规范是药品经营管理和质量控制的基本准则，适用于在中华人民共和国境内经营药品的专营或兼营企业。经营企业应当在药品采购、贮存、销售、运输等环节采取有效的质量控制措施，建立包括组织结构、职责制度、过程管理和设施设备等方面的质量控制体系，来确保药品质量。

4. **《药物临床试验质量管理规范》（Good Clinical Practice，GCP）** 为保证药物临床试验过程规范，数据和结果的科学、真实、可靠，保护受试者的权益和安全，根据《中华人民共和国药品管理法》《中华人民共和国疫苗管理法》和《中华人民共和国药品管理法实施条例》，制定本规范。本规范适用于为申请药品注册而进行的药物临床试验。药物临床试验的相关活动应当遵守本规范。

本规范是药品临床试验全过程的质量标准，包括方案设计、组织实施、监查、稽查、记录、分析、总结和报告。凡药品进行各期临床试验、人体生物利用度或生物等效性试验，均须按本规范执行。所有以人为对象的研究必须符合《世界医学协会赫尔辛基宣言》及相关伦理要求。

四、药品检验工作的基本内容

确保人们用药的安全性和有效性是药品质量检验的根本目的。药品检验工作的基本程序一般为取样、检验、记录与报告。药品检验工作就是按照这个程序一步一步地完成的。任何一步出现问题，带来偏差，都会对整个检验结果造成致命的错误。所以，每一位药物分析工作者都必须具备严肃认真的工作态度和实事求是的工作作风，要有全程质量控制的观念，认真执行每一步规范操作，确保药品质量检验结果的准确性。

（一）取样

取样是药品检验工作的第一步，是从大量样品中取出能代表样本整体质量的少量样品进行检验，取样时要考虑方法的科学性、样品的真实性和代表性，否则失去了取样的意义。取样的基本原则为均匀、合理。

1. **样品审查** 取样时应先对样品进行全面审查，如样品的品名、批号、数量、包装情况、外观性状、检验目的等，并确定检验依据。

2. **取样量** 按批取样，设批总件数为 n，当 $n \leqslant 3$ 时，需逐件开启并取样；当 $3 < n \leqslant 300$ 时，按 $\sqrt{n+1}$ 随机取样；当 $n > 300$ 时，按 $\sqrt{n/2+1}$ 随机取样。1次取样量应最少可供3次检验用，其中留样检验品数量不得少于1次检验用量。

（二）检验

1. **性状** 药品的性状是药品质量重要表征之一，它包括药品的外观、气味、一般稳定性、酸碱性、溶解度以及物理常数等。药品的性状在一定程度上反映药品的纯度及疗效。

2. 鉴别　　鉴别的目的是判断已知药物及其制剂的真伪，采用一组（两个或几个）试验项目全面评价一个药物。通常，鉴别是根据药品质量标准中鉴别项下的试验方法，逐项检验，结合性状观察结果来判断药物及其制剂的真伪。常用的鉴别方法有化学鉴别法、色谱鉴别法和光谱鉴别法。

3. 检查　　检查包括有效性、均一性、纯度要求及安全性检查四个方面。检查的重点在于药品的纯度要求方面，纯度要求即药品的杂质检查，亦称限度检查或纯度检查，是指对药品生产过程中可能引入的一些杂质进行限度检查。纯度检查的项目包括一般杂质和特殊杂质。其中，一般杂质是指自然界中广泛存在的，并在大多数药品的生产过程中易于引入的杂质，如氯化物、硫酸盐、铁盐、重金属、砷盐、水分、炽灼残渣、残留有机溶剂等。特殊杂质是指在某一药品生产和贮存期间，由于其工艺和理化性质而引入的该药品所特有的杂质，包括未反应完全的原料、合成中间体、副产物、异构体、多晶型及分解产物等，如阿司匹林中的游离水杨酸、盐酸普鲁卡因注射液中的对氨基苯甲酸。

4. 含量测定　　检查合格后，可进行含量测定。含量测定是指对药物有效成分的测定，一般采用化学分析或仪器分析的方法来测定。常用的含量测定方法有滴定分析法、重量分析法、分光光度法、色谱法等。

判断药品的质量是否符合要求，必须全面考虑鉴别、检查与含量测定三者的检验结果。

（三）记录与报告

1. 检验记录　　检验记录是出具检验报告的依据，是进行科学研究和技术总结的原始资料。检验记录必须做到数据真实、内容完整、具体，书写清晰、整洁。具体要求如下。

（1）供试品情况应包括名称、批号、规格、数量、来源、外观、包装等。

（2）日期应包括取样、检验日期等。

（3）检验情况应包括依据、项目、操作步骤、数据、计算结果、结论等。

（4）若需涂改，只可划线，重写后要签章。

（5）需有检验者、复核者和负责人的签章。

2. 检验报告　　药品检验报告是对药品质量做出的技术鉴定，法定药品检验机构的检验报告是具有法律效力的技术文件。药品检验报告的内容应包括药品相关信息、检验依据、检验项目、标准规定、检验结果、结论、检验者与复核者签章、有关负责人签章等。必要时（对外部单位），检验报告还需加盖检验单位公章。

五、药品质量标准的制定

药品的特殊性决定了对其进行质量控制的重要性，由于不同厂家生产工艺、技术水平及设备条件、运输与贮存条件的差异都会影响药品的质量，而药品质量的优劣直接影响药品的安全性和有效性，关系到用药者的健康与生命安全，因此，为保证用药者的健康与生命安危，加强对药品质量的控制及行政管理，必须制定并贯彻统一的药品质量标准。

（一）制定药品质量标准的目的和意义

药品质量标准制定的目的在于保障人民用药的安全和健康。

药品质量标准制定对指导药品生产，提高药品质量，保证用药安全有效和促进对外贸易等方面均具有非常重要的意义。

（二）制定药品质量标准的原则

1. 安全性和有效性　　药品的安全性和有效性将体现药品质量的优劣。药品的安全性问题有可能是由药物本身或药物应用方式造成的，也有可能是由引入的杂质所造成的，因此，必须对毒性较大的杂质加以严格控制。药物的晶型及异构体可能对生物利用度及临床疗效产生较大的影响，也应着重研究。

2. 先进性　　在制定药品质量标准的过程中，在我国国情允许的情况下，应尽可能采用较先进的方法与技术。如果所研制的新药在国外已有标准，那么国内的标准应尽可能地达到或超过国外的标准。

3. **针对性与合理性** 从生产工艺、流通和使用各个环节了解影响药品安全性、有效性的各种因素，有针对性地规定检测项目。要充分考虑使用的要求，针对不同剂型规定检测项目及确定合理的限度。一般情况下，对注射用药和麻醉用药的质量要求最严，对内服药品的质量要求较严，而对外用药品的要求可以稍宽。

4. **规范性** 制定药品质量标准，尤其是新药的质量标准，要按照国家药品监督管理局制定的基本原则、基本要求和一般的研究规则进行。

综上所述，在对药品质量标准进行制定或修订时，必须坚持质量第一，充分体现"安全有效、技术先进、经济合理、不断完善"的原则，使标准能起到提高药品质量、保证择优发展和促进对外贸易的作用。

（三）制定药品质量标准的基础和长期性

《中华人民共和国药品管理法》规定，未经国家药品监督管理局批准的新药不得投入生产，批准新药的同时即颁布其质量标准。研究及制定新药的质量标准的基础工作可从以下两个方面着手。一方面是文献资料的查阅及整理。若研制的是结构全新的创新药物，没有可以直接应用的文献，则可以查阅结构相似化合物的文献作为参考；若研制的是结构已知的新药，应系统地查阅有关文献，并根据新药的审批要求，将建立的新药质量标准（草案）和有关文献资料一起上报国家药品监督管理局审批。另一方面是了解有关研究资料，包括药物的化学结构、晶型、异构体、合成工艺、制剂辅料和添加剂等资料，这将为药品质量标准的制定提供重要的参考价值及指导作用。

在药品的临床试验、试生产、正式生产、销售和使用等环节，均需药品质量标准来控制其质量，以保证用药的安全性和有效性，因此，药品质量标准的制定是一项长期性工作，药品质量标准不是固定不变的，而是随着科学水平和生产水平的不断发展与提高，不断相应地完善的过程。如果原有的质量指标不能满足药品不断提高的质量控制水平和要求时，可以修订某项指标，增删某些项目，补充新内容，甚至改进一些检验技术。

第三节 药物分析的新技术与新方法

20世纪以来，分析化学、计算机技术、化学、生物学等相关学科的发展，促进了药物分析的理论、技术和方法的发展，拓展了药物分析学科的分析领域、分析技术与方法。同时，现代药学学科的发展也对药物分析提出了更高的要求，药物分析不仅是静态的化学药物、中药和生物技术药物的分析，更是对生物体内代谢过程、工艺流程、反应历程的动态分析、检测和综合质量评价的分析；从单纯分析化学到分析化学与药理学、分子生物学以及计算机技术相结合的多学科综合分析；从单一技术的化学分析、光谱分析到色谱分离分析及多种技术的联用；从化学结构分析到DNA序列分析；从小样本分析发展到高通量分析；从人工分析发展到计算机辅助分析；在数据处理上，从简单的数值运算到利用现代计算机技术进行模式识别。

近来年，基因组学、蛋白质组学和代谢组学在新药开发中日益受到重视，对药物分析提出了新的挑战，药物分析已从以物质为中心转移到与生命科学的结合，即药物成分和药物活性的相关分析。本节将选取几种有应用前景的现代分析方法与技术予以简述。

一、 在体采样技术

对生物样本的分析是探索和发现生命物质基础、研究药物作用机制、治疗药物监测及药物动力学研究的必要手段。在动物体内进行药物动力学研究时，需要从动物的血液、尿液、头发、脏器组织或粪便等中检测原形药物及其代谢物。传统的常规做法是将给药后的动物在规定时间间隔处死，分离体液或组织器官并测定其中药物及其代谢物浓度，进而获得各项药动学参数。但这种方法缺点较多，不仅需要大量的实验动物，而且常因动物个体差异较大、体内代谢规律差异大而难以得到可靠的结果，且无法用同一动物重复进行实验的验证。目前常采用的载体留针技术、微电极探测技术或微透析在体采样技术，则可在清醒、自由活动的动物体内的不同部位连续、多次、多位点取样，可获得重现性好、可靠性高的体内分析数据。

二、分析技术

药物分析的主要任务是在药学各个领域中，对不同来源和组成的样本，进行简便、快速、灵敏、可靠的分析测定，色谱分析和光谱分析技术是重要的分析方法，且色谱分析和光谱分析技术相结合的联用技术更是不可缺少的手段。现代药学的发展为现代药物分析方法与技术提供了有效的辅佐和动力。下面对几种现代药物分析方法和技术予以简述，旨在使这些现代药物分析方法与技术能够被更有效地用于药品质量控制与研究。

1. 毛细管电泳 (capillary electrophoresis，CE)　毛细管电泳又称高效毛细管电泳 (high performance capillary electrophoresis，HPCE)。该方法是以高压电场为驱动力，以毛细管为分离通道，主要依据各组分样品之间淌度的差异或分配系数的不同而实现分离的一种分离技术。该方法已被美国、中国等国家的药典收录，具有分离模式多样化、仪器操作自动化、样品用量少且成本低等特点，但毛细管电泳检出的灵敏度和精密度通常不及高效液相色谱法（HPLC），在很大程度上毛细管电泳和高效液相色谱法是互为补充的。

2. 超高效液相色谱法(ultra performance liquid chromatography，UPLC)　液相色谱是现代色谱技术中常用的分析方法之一。随着对代谢组学分析、天然产物和生物样品分析的深入研究，人们对复杂性样品的分离速度和分离能力提出了更高的要求，因此提出了超高效液相色谱的概念。美国的Waters公司首先研究并发布了 Acquity UPLC® 系统，该系统成功应用于各种分析领域。随后各大仪器公司也基于类似技术推出了自己的超高效液相色谱产品。

超高效液相色谱法是目前应用最多的色谱分析方法，超高效液相色谱系统由流动相贮液瓶、输液泵、进样器、色谱柱、检测器和记录器组成。使用超高效液相色谱时，液状待检测物被注入色谱柱，通过压力驱动在固定相中移动，由于待检测物中不同物质与固定相的相互作用不同，不同物质按不同的顺序离开色谱柱，通过检测器得到不同的峰信号，最后通过分析峰信号来判断待检测物所含有的物质。超高效液相色谱法只要求样品能制成溶液，不受样品挥发性的限制，流动相可选择的范围宽，固定相的种类繁多，因而可以分离热不稳定和非挥发性的、解离的和非解离的，以及各种分子量范围的物质。

超高效液相色谱法具有高分辨率、高灵敏度、速度快、色谱柱可反复利用、流出组分易收集等优点，被广泛应用于生物化学、食品分析、医药研究、环境分析、无机分析等领域，尤其适用于大批量、复杂样品的分析。

3. 手性高效液相色谱技术　分子中含有手性中心的药物为手性药物，临床应用的手性药物除天然药物和半合成药物外，人工合成的手性药物中87%以上是外消旋体。相关研究表明，手性药物的不同对映异构体之间在理化性质上有许多相似之处，药物在参与体内生理过程时涉及手性分子或手性环境，则具有不同的药动学和药效学，而且手性药物的毒性也存在差别。由此可见，建立和发展快速、灵敏的分离（或拆分）和测定手性药物的方法，具有非常重要的意义。

手性高效液相色谱技术是以现代高效液相色谱技术为基础，引入手性环境使对映异构体之间呈现物理特征的差异而进行分离。手性拆分法通常分为直接法和间接法两大类。目前该技术主要应用于以下方面：①手性药物对映异构体的纯度检查；②生物体液中药物对映异构体的分离、分析研究，用于探索其血药浓度与临床疗效的关系；③评价手性药物中单个对映异构体的效价、毒性、不良反应以及药动学性质；④手性药物对映异构体的制备分离或拆分。

4. 气相色谱-质谱联用（gas chromatography-mass spectrometer，GC-MS）　气相色谱-质谱

联用仪是气相色谱和质谱联用的仪器，它集气相色谱的高速、高分离效能、高灵敏度和质谱的高选择性于一体。气相色谱仪可看作质谱仪的进样系统，质谱仪可看作气相色谱仪的检测器。当多组分的混合样品进入色谱柱后，由于吸附剂对每个组分的吸附力不同，经一定时间后，各组分在色谱柱中的运行速度也不同。吸附力弱的组分容易被解吸下来，最先离开色谱柱进入检测器，而吸附力最强的组分最不容易被解吸下来，最后离开色谱柱。因此，各组分得以在色谱柱中分离，顺序地进入检测器中被检测和记录。

气相色谱-质谱联用能对多组分混合物进行定性鉴定和分子结构的准确分析，还能对待检测物进行定量分析。

三、 中药分析

中药即中医用药，为中国传统医药特有药物，是指在中医理论指导下，用于预防、治疗、诊断疾病并具有康复和保健作用的物质。中药分析是指以中医药理论为指导，应用现代分析方法，研究中药材和饮片、提取物和中药制剂的一门学科，是药物分析学科中一个重要的组成部分，其主要任务是鉴别品种真伪，确定质量优劣。常用的分析方法如下。

1.中药指纹图谱 中药指纹图谱是指某些中药材或中药制剂经适当处理后，采用一定的分析手段，得到的能够标示其化学特征的色谱图或光谱图。中药指纹图谱是一种综合的、可量化的鉴定手段，它建立在中药化学成分系统研究的基础上，主要用于评价中药材以及中药制剂半成品的真实性、质量优良性和稳定性。"整体性"和"模糊性"为其显著特点。

以指纹图谱作为中药(天然药物)提取物及其制剂的质量控制方法，目前已成为国际共识，各种符合中药(天然药物)特色的指纹图谱控制技术体系正在研究和建立。美国食品药品监督管理局(FDA)允许草药保健品申报资料中提供色谱指纹图谱；世界卫生组织(WHO)在1996年草药评价指导原则中也规定，如果草药的活性成分不明确，可以提供色谱指纹图谱以证明产品质量的一致性；欧洲共同体在草药质量指南中亦称，单靠测定某种有效成分考查质量的稳定性是不够的，因为草药及其制剂是以整体为活性物质。

2.基因分析法（DNA analysis） 基因分析法是一种通过对不同生物个体遗传物质DNA的差异进行检测来鉴别生物物种的方法。现代分子生物学研究表明，DNA作为遗传信息的直接载体，不受生物个体生长环境、发育阶段和生理状态等因素的影响。而生物的外观性状、细胞形态、组织结构、化学成分等不仅受遗传因素的影响，还受上述因素的影响。因此，用DNA分子标记技术鉴别药物的方法比在形态、组织、化学水平上检测更能代表中药的遗传本质，具有更高的准确度和可靠性。DNA分子标记技术是一种全新的中药分析技术，经过多年的研究，已取得良好的进展，但还存在不完善的地方。

3.模式识别法（pattern recognition） 模式识别法是一种用计算机代替人对模式即所研究的系统进行描述、分类、决策的新兴技术。用于中药分析的模式识别，在近年来对大量中药化学成分进行深入研究，分离并确定了大量中药有效成分及其化学结构的基础上，采用化学模式识别法，将中药中各特征性化学成分或微量元素的定量数据的整体用计算机进行描述与分类，并与该中药的种属和临床疗效全面相关，是中药质量控制的一种全新研究模式，也将成为中药有效成分基础研究的常规模式。

知识链接

DNA的双螺旋结构

DNA双螺旋结构的主链由脱氧核糖和磷酸基通过酯键交替连接而成。主链有2条，它们以"麻花状"围绕一个共同的轴心向右手方向盘旋，相互平行而走向相反，形成双螺旋构型。主链处于螺旋的外侧，这正好解释了由糖和磷酸构成的主链的亲水性。所谓双螺旋就是针对两条主链的形状而言的。

DNA双螺旋结构的碱基位于螺旋的内侧，它们以垂直于螺旋轴的方向通过糖苷键与主链糖基相连。同一平面的碱基在两条主链间形成碱基对。碱基总是腺嘌呤(A)与胸腺嘧啶(T)配对、鸟嘌呤(G)与胞嘧啶(C)配对。碱基对以氢键维系，A与T之间形成2个氢键，G与C之间形成3个氢键。每对碱基处于各自的平面上，但螺旋周期内的各碱基对平面的取向均不同。碱基对具有二次旋转对称性的特征，即碱基旋转180°并不影响双螺旋的对称性。

双螺旋模型不仅意味着DNA分子的结构已知，更重要的是它提示了DNA的复制机制，只需以其中的一条链为模板，即可合成、复制出另一条链。DNA双螺旋结构的发现，开启了分子生物学时代，使遗传物质研究深入分子层次，"生命之谜"被打开，在以后的近50年里，分子遗传学、分子免疫学、细胞生物学等新学科如雨后春笋般出现，一个又一个生命的奥秘从分子角度得到了更清晰的阐明，DNA重组技术更是为利用生物工程手段的研究和应用开辟了广阔的前景。

 小 结

药物分析是一门研究和发展药品全面质量控制的"方法学科"，它主要运用化学、物理化学或生物化学的方法和技术研究化学结构已经明确的合成药物或天然药物及其制剂的质量控制方法，也研究有代表性的中药制剂和生化药物及其制剂的质量控制方法。

药物分析的主要任务有以下四个方面：对药品质量进行检验分析、生产过程的质量分析与控制、药品贮存过程的质量分析与控制、临床使用中的质量分析。

依据《中国药典》等药品质量标准，按取样、检验、记录与报告等药品检验工作基本内容对药品进行检验，检验合格出具药品检验报告。

药物分析的新技术和新方法主要有在体采样技术、毛细管电泳、超高效液相色谱法、手性高效液相色谱技术、气相色谱-质谱联用等。中药常用的分析方法主要有中药指纹图谱、基因分析法和模式识别法。

参考答案

目标检测

一、 单选题

1.药品检验工作的基本顺序为（　　　）。

A. 取样—分析检验—记录—检验报告—样品审查

B. 取样—样品审查—检验—记录与检验报告

C. 样品审查—取样—检验—记录与检验报告

D. 样品审查—分析检验—取样—记录—检验报告

E. 分析检验—记录—取样—样品审查—检验报告

2.《药品生产质量管理规范》简称（　　　）。

A.USP　　　　　　B.GLP　　　　　　　C.GAP　　　　　　　D.GMP　　　　　　　E.GCP

3.现行版《中国药典》是（　　　）。

A.2000年版　　　B.2005年版　　　　C.2010年版　　　　D.2015年版　　　　E.2020年版

4.取样要求：样品数为n，一般（　　　）。

A. 当 3＜n≤300 时，按 $\sqrt{n+1}$ 随机取样

B. 当 n≤300 时，按 n 的 1/10 取样

C. 当 n＜3 时，只取 1 件

D. 当 n＜3 时，只取 2 件

E. 当 n＞300 时，随便取样

二、 名词解释

1. 药物的纯度

2. 药物的杂质

3. 药品质量标准

4. 毛细管电泳

三、 简答题

1. 药物分析的的主要任务有哪些？

2. 我国现行的药品质量管理规范有哪些？

3. 简述药品检验工作的基本内容。

（肇庆医学高等专科学校　邓礼荷）

药事管理与法规

扫码看 PPT

第一节　药事管理的性质和任务

一、药事管理的性质

药事管理，宏观上是指国家依照宪法立法、政府依法制定并实施相关法律、法规，微观上是指药事组织通过对药事活动依法施行必要管理，包括职业道德范畴的自律性管理，最终保证公民用药安全有效、经济合理、方便及时的一系列管理措施。药事管理学是研究药学事业各部分活动及其管理的基本规律和一般方法的学科，是药学的二级学科，具有社会科学性质。药事管理学的研究和教育除了扎根于药学及其分支学科之外，更集中于社会学、法学、经济学、管理学和心理学等社会学科，全面体现了药品研制、生产、经营、使用等诸多管理与实践。

1.药事管理学是一门交叉学科　药事管理学是以社会学科为特征的管理学、社会学、经济学、法学、心理学等理论和方法与药学学科相结合发展而来，是药学和社会学科交叉渗透而形成的边缘学科，因涵盖了以上多学科的理论和知识，故其是一门交叉学科。

2.药事管理学是药学的一门分支学科　药事管理学是药学学科和药学实践的重要组成部分，其运用社会科学的原理和方法研究现代药学事业各部门活动及其管理，探讨药学事业科学管理的规律，促进药学事业的发展，因而是药学的一门分支学科。

3.药事管理学具有社会科学性质　药事管理学主要探讨与药事有关的人的行为和社会现象，研究对象是药事活动中的管理组织、管理对象的活动、行为规范以及他们之间的相互关系。因此，药事管理学具有明显的社会科学性质。

二、药事管理的任务

药事管理的任务是通过科学的管理，即运用先进的管理方法、管理技术和管理手段，对药品研究、生产、经营和使用过程进行组织、指挥、协调和监督，以合理的人力、财力、物力投入，达到最佳条件下发挥最佳疗效，预防和治疗疾病的目的，从而提高人们的健康水平。保证公民用药安全有效、经济合理、方便及时，不断提高国民的健康水平，不断提高药事组织的经济、社会效益水平，是药事管理的基本目的。

第二节 药事管理的内容

一、药品研究管理

为保证药品的安全性和有效性，使其质量标准与国际水平接轨，药品监督管理部门对药品的研发过程进行管理，内容包括药品试验阶段、申报审评审批阶段的规范化管理，旨在建立科学规范的试验管理模式，推动我国药品研发走向标准化、正规化、国际化。在药品研发管理阶段涉及的管理法规主要包括《药物非临床研究质量管理规范》（Good Laboratory Practice，GLP)和《药物临床试验质量管理规范》（Good Clinical Practice，GCP)。

（一）药物临床前试验管理

为申请药品注册而进行的药物临床前试验，即药物非临床研究，包括药物的合成工艺、提取方法、理化性质和纯度、剂型选择、处方筛选、制备工艺、检验方法、质量标准、稳定性、药效学、药动学等，中药制剂还包括原药材的来源、加工及炮制、纯化等，生物药物还包括菌毒株、细胞株、生物组织等起始材料的来源、质量标准、保存条件、生物学特征、遗传稳定性及免疫学的研究等。药物临床前试验的主要任务是系统评价新的候选药物，确定其是否符合进入临床试验阶段的要求。药物临床前试验中，安全性评价是核心内容，指为评价药物安全性，在实验室条件下用试验系统进行的试验，包括安全药理学试验、单次给药毒性试验、重复给药毒性试验、生殖毒性试验、遗传毒性试验、致癌性试验、局部毒性试验、免疫原性试验、依赖性试验、毒代动力学试验以及与评价药物安全性有关的其他试验。为保证药物非临床安全性评价研究的质量，保障公众用药安全，药物的临床前试验必须按照GLP执行。GLP指有关非临床安全性评价研究机构运行管理和非临床安全性评价研究项目试验方案设计、组织实施、执行、检查、记录、存档和报告等全过程的质量管理要求。

（二）药物临床试验管理

临床试验指以人体（患者或健康受试者）为对象的试验，意在发现或验证某种试验药物的临床用途、药效学、药动学，以确定药物的疗效及安全性。临床试验是评价候选药物能否上市的关键阶段，临床试验分为Ⅰ、Ⅱ、Ⅲ、Ⅳ期。获得新药证书前一般要完成Ⅰ、Ⅱ、Ⅲ期临床试验，特殊情况时经过批准仅进行Ⅱ、Ⅲ期或仅进行Ⅲ期临床试验。Ⅳ期临床试验为新药上市后的再评价。为保证药物临床试验过程规范，数据和结果的科学、真实、可靠，国家制定了GCP。GCP适用于为申请药品注册而进行的药物临床试验。GCP是药物临床试验全过程的质量标准，包括方案设计、组织实施、监查、稽查、记录、分析、总结和报告。

二、药品生产管理

药品生产是对原材料进行适宜加工或对原材料赋予相应剂型，使之方便临床应用或患者使用的过程。药品生产的全过程可以分为原料生产和制剂成型两个阶段。药品生产过程要求严格进行环境和生产过程控制以保证药品质量符合相应的要求。药品生产管理是针对药品生产过程和体系的管理活动，包括生产组织、生产计划、产品标准、劳动定员、经济测算等内容，涉及人员、社保、原材料、生产工艺、生产环境、劳动保护等因素。药品生产管理的内容包括对生产企业是否符合相应规范进行检查，对其生产行为实施管理，指导企业的生产活动。随着科学技术的进步和药学行业的发展，药品种类和成果也越来越多地应用于药品生产领域，药品生产管理的作用也更重要。

《中华人民共和国药品管理法》规定，开办药品生产企业应具备满足法律要求的技术人员、设施与环境、质量管理与检验机构、有保障药品生产质量的规章制度四个方面的条件，并经企业所在地省级药品监督管理部门批准并发给"药品生产许可证"；省级以上药品监督管理部门对药品生产企业是否符合《药品生产质量管理规范》(Good Manufacture Practice，GMP)的要求进行认证，认证合格即发认证证书；药品生产企业必须按照GMP组织生产，药品必须按国家药品质量标准和批准的工艺进行生产；生产药品的原料、辅料必须符合药用要求；药品生产企业必须对生产的药品进行质量检验，不合格者不得出厂；符合相关规定时，经批准后药品生产企业可以接受委托生产药品。

GMP是药品生产和质量管理的基本准则，适用于药品生产的全过程和原料药生产中影响成品质量的关键工序。GMP作为质量管理体系的一部分，是药品生产管理和质量控制的基本要求，旨在最大限度地降低药品生产过程中污染、交叉污染以及混淆、差错等风险，确保持续稳定地生产出符合预定用途和注册要求的药品。根据GMP要求，企业应当建立符合药品质量管理要求的质量目标，将药品注册的有关安全、有效和质量可控的所有要求，系统地贯彻到药品生产、控制及产品放行、贮存、发运的全过程中，确保所生产的药品符合预定用途和注册要求。质量保证是质量管理体系的一部分。企业必须建立质量保证体系，同时建立完整的文件体系，以保证质量保证体系有效运行。质量控制包括相应的组织机构、文件体系以及取样、检验等，确保物料或产品在放行前完成必要的检验，确保其质量符合要求。

三、 药品经营管理

药品是一种特殊的商品，药品经营是在一系列的特殊管理条件下进行的经营活动。药品经营是在市场经济条件下，以货币为媒介，经药品监督管理部门批准，具有一定的经营场所和经营范围，规范认证后从事的药品经营活动。药品经营管理是指药品监督管理行政机构依照法律法规的授权，依据相关法律法规，对药品的流通环节进行管理的过程。药品经营管理的内容包括对经营企业是否符合相应规范进行检查，对其流通行为实施管理，指导企业的经营活动。企业应当在药品采购、贮存、销售、运输等环节采取有效的质量控制措施，确保药品质量，并按照国家有关要求建立药品追溯系统，实现药品可追溯。药品生产企业销售药品、药品流通过程中其他涉及贮存与运输药品的，也应当符合规范相关要求。

开办药品经营企业应具备满足法律要求的技术人员、场所与设施环境、质量管理机构与人员、规章制度四个方面的条件，并经企业所在地省级药品监督管理部门或设区的市级药品监督管理部门批准并发给"药品经营许可证"；省级药品监督管理部门对药品经营企业是否符合《药品经营质量管理规范》(Good Supply Practice，GSP) 的要求进行认证，认证合格的，发给认证证书；药品经营企业必须按照GSP经营药品，购进药品必须建立并执行进货检查验收制度，购销药品必须有真实完整的购销记录，并制定和执行药品保管制度。GSP是药品经营管理和质量控制的基本准则，企业应当在药品采购、贮存、销售、运输等环节采取有效的质量控制措施，确保药品质量。药品经营企业销售药品、药品流通过程中涉及贮存和运输药品的，也应当符合GSP的要求。

四、 药品使用管理

药品使用管理的内容包括对医疗机构用药的使用管理，主要涉及医疗机构对药学专业技术人员的配置、处方管理、药品供应管理、自制制剂管理等。

1.人员要求 医疗机构必须配备依法经过资格认定的药学专业技术人员，非药学专业技术人员不得直接从事药剂技术工作。

医疗机构的药剂人员调配处方后，必须经过核对；对处方所列药品不得擅自更改或者替换。对有配伍禁忌或者超剂量的处方，应当拒绝调配；必要时，经处方医师更正或者重新签字，方可调配。

2.制剂要求 医疗机构设立制剂室配制制剂，必须具有能够保证制剂质量的设施、管理制度、检验仪器和卫生条件，须经所在地省级人民政府卫生行政部门审核同意，由同级人民政府药品监督管理部门批准，发给"医疗机构制剂许可证"。无"医疗机构制剂许可证"的，不得配制制剂。

医疗机构配制的制剂，应当是本单位临床需要而市场上没有供应的品种，并经所在地省级药品监督管理部门批准，发给制剂批准文号后，方可配制；配制的制剂必须按照规定进行质量检验；合格的，凭医师处方在本医疗机构使用。特殊情况下，经国务院或者省级药品监督管理部门批准，在规定期限内，医疗机构配制的制剂可以在指定的医疗机构之间调剂使用。医疗机构配制的制剂不得在市场上销售或者变相销售，不得发布医疗机构制剂广告。

3.购进要求 医疗机构购进药品，必须建立并执行进货检查验收制度，必须有真实、完整的药品购进记录；必须制定和执行药品保管制度。

五、 药品上市后监督管理

药品具有两重性，在发挥其有效性，起到预防、诊断、治疗作用的同时，也存在着用药安全性风险。由于医疗技术的制约和上市前临床试验的局限性，任何获得上市的药品，都可能存在已知或尚未发现的不良反应风险。药品上市后的风险管理涵盖药品上市后的每个环节，包括对已批准上市药品的有效性、安全性、经济性以及用药方案的再评价，药品质量抽查检验及质量公告，药品不良反应监测与报告，药品暂停、召回、撤市，药品淘汰等。药品上市后的风险管理是药品风险管理的重要部分，很多国家制定了药品上市后的风险管理制度。

1.药品质量抽查检验 药品质量抽查检验是上市后药品质量监督管理的重要手段。根据《中华人民共和国药品管理法》，药品监督管理部门根据监督检查的需要，可以对药品质量进行抽查检验。

2.药品安全性监测 药品不良反应报告与监测是上市后药品安全性监测的主要内容。《中华人民共和国药品管理法》规定，国家实行药品不良反应报告制度。

3.药品上市后再评价 药品上市后的再评价是根据医药最新科学水平，从药学、临床医学、药物流行病学、药物经济学及监督管理等方面，对已批准上市的药品的有效性、安全性、用药方案、稳定性及费用是否符合安全、有效、经济的合理用药原则做出科学评估的过程。药品上市后再评价包括新药上市后的Ⅳ期临床试验和药品安全性评价。Ⅳ期临床试验的目的是考查在广泛使用条件下的药物的疗效和不良反应，评价在普通或者特殊人群中使用的获益和风险关系，以及改进药品质量等。药品的安全性评价是药品上市后再评价的重要内容，也是对上市后药品进行淘汰、整顿或采取修改说明书等管理措施的重要依据。

六、 特殊管理药品的管理

《中华人民共和国药品管理法》规定，国家对麻醉药品、精神药品、医疗用毒性药品、放射性药品(简称为"麻、精、毒、放")，实行特殊管理。

（一）麻醉药品和精神药品的管理

麻醉药品是指对中枢神经系统有麻醉作用，具有依赖性潜力，连续使用、滥用或者不合理使用，易产生身体依赖性和精神依赖性，能致人成瘾的药品、药用原植物或其他物质。我国规定，麻醉药品主要包括阿片类、可卡因类、大麻类、合成麻醉药类及国务院药品监督管理部门指定的其他易致人成瘾的药品、药用原植物及其制剂。精神药品是指直接作用于中枢神经系统，使之兴奋或抑制，连续使用能产生药物依赖性的药品。精神药品根据使人产生依赖性的程度不同，分为第一类精神药品和第二类精神药品。其中第一类精神药品比第二类精神药品更易使人产生依赖性，其毒性和致人成瘾性更强，因此对其管理更加严格。特殊管理药品之所以被实施特殊的管理，是因为这些药品虽然本身有着重要的医疗价值，在防病治病及维护公众健康方面有着积极的作用，但这类药品同时具有不易掌控的毒副作用，如果不加以特殊管理，极易危害公众的身心健康甚至危害社会，国家因此出台了一系列相应的管理办法和措施，对这些特殊管理药品进行严格的管理。

1.麻醉药品药用原植物的种植管理 国务院药品监督管理部门和农业主管部门根据麻醉药品年度生产计划，制订麻醉药品药用原植物年度种植计划。麻醉药品药用原植物种植企业应当定期向国务院药品监督管理部门和农业主管部门报告种植情况。麻醉药品药用原植物种植企业由国务院药品监督管理部门和农业主管部门共同确定，其他单位和个人不得种植麻醉药品药用原植物。

2.麻醉药品和精神药品的实验研究管理 开展麻醉药品和精神药品实验研究活动应经国务院药

品监督管理部门批准。符合规定的，由国务院药品监督管理部门发给"麻醉药品和精神药品实验研究立项批件"，该立项批件不得转让。

3. 麻醉药品和精神药品的生产管理　国家对麻醉药品和精神药品实行定点生产制度。由国务院药品监督管理部门根据麻醉药品和精神药品的需求总量，制订年度生产计划；按照合理布局、总量控制的原则，确定麻醉药品和精神药品定点生产企业的数量和布局，并进行调整、公布。

4. 麻醉药品和精神药品的经营管理　国家对麻醉药品和精神药品实行定点经营制度。由国务院药品监督管理部门根据麻醉药品和第一类精神药品的需求总量，确定麻醉药品和第一类精神药品的定点批发企业布局，并根据年度需求总量对布局进行调整、公布。

5. 麻醉药品和精神药品的使用管理　开具麻醉药品、精神药品要使用专用处方。医疗机构应当对麻醉药品和精神药品处方进行专册登记，麻醉药品处方至少保存 3 年，精神药品处方至少保存 2 年。

6. 麻醉药品和精神药品的贮存、运输和邮寄管理　麻醉药品和精神药品的原植物种植企业、生产企业、批发经营企业以及国家设立的贮存单位应设置专库或专柜贮存麻醉药品和第一类精神药品。涉及麻醉药品和第一类精神药品的运输时，托运人办理运输手续，应当向所在地省级药品监督管理部门申请运输证明，运输证明有效期为 1 年，并由专人保管，不得涂改、转让、转借。邮寄麻醉药品和精神药品时，寄件人应当提交所在地省级药品监督管理部门出具的准予邮寄证明。

（二）医疗用毒性药品和放射性药品管理

医疗用毒性药品是指毒性剧烈、治疗剂量和中毒剂量接近，使用不当会致人中毒或死亡的药品。医疗用毒性药品年度生产、收购、供应和配置计划，由所在地省级药品监督管理部门根据医疗需要制定，并下达给指定的医疗用毒性药品生产、收购、供应企业，并抄送国家药品监督管理部门。

放射性药品是指用于临床诊断和治疗的放射性核素制剂或者其他标记药物。放射性药品的研制单位年度研制计划必须报送国家核工业主管部门备案，并报送省级药品监督管理部门汇总后，报国家药品监督管理部门备案。国家对放射性药品的生产实行合理布局定点生产制度。非核医学专业技术人员未经培训，不得从事放射性药品的使用工作。

七、药品的知识产权保护

加强医药知识产权保护是促进医药技术创新、加速医药科技成果产业化、提升医药企业市场竞争力的一条重要途径。新药的研发虽然具有投资大、风险高、周期长、成功率低的特点，但若能研发成功并充分利用知识产权的保护，则其可以为科研院所、制药企业和医药经销商带来巨大利润。知识产权保护的实施效果，直接影响着医药企业的核心竞争力和企业利润的结构、空间。药品知识产权，是指一切与药品有关的发明创造和智力劳动成果的财产权。药品知识产权包括著作类权益、发明创造类权益、商标类权益及医疗商业秘密。相较于其他民事权利，药品知识产权具有无形性、专有性、时间性和地域性的特征。

经过多年的发展和完善，结合国际法、国际公约的相关规定，我国已形成多种形式有机结合的药品知识产权保护法律体系，这些法律体系为我国制药工业的发展创造了有利环境。

（一）药品专利保护

药品专利是指源于药品领域的发明创造，转化为一种具有独占权的形态，是各国医药企业普遍采用的以独占市场为主要特征的谋求市场竞争有利地位的一种手段。药品专利包括发明专利、实用新型专利和外观设计专利。实用新型专利和外观设计专利的保护期限为 10 年，发明专利的保护期限为 20 年，均自申请日起计算。

药品专利权是指药品专利权人在法定期限内对其发明创造成果依法享有的专有权。它是基于某种药品的发明创造，并由申请人向国家专利局提出该药品发明的专利申请，经国家专利局依法审查核准后，向申请人授予在规定期限内对该项发明创造享有的独占权。

若发生药品专利侵权行为，专利权人可采取行政程序、司法程序两种主要途径来保护自己的权益，侵权行为人将承担相应的行政责任、民事责任、刑事责任。

（二）药品商标保护

商标是指能够将不同的经营者所提供的商品或者服务区别开来，并可为视觉所感知的显著标记。商标一般由文字、图形、数字、字母、三维标志或者其组合图案构成，附注在商品、商品包装、服务设施或者相关的广告宣传品上，显著而醒目，有助于消费者将一定的商品或者服务项目与经营者联系起来，使其与其他经营者的同类商品或者服务项目相区别，便于认牌购物，也便于经营者展开正当竞争。

注册商标的有效期为10年，自核准注册之日起计算。注册商标有效期满，需要继续使用的，商标注册人应当在期满前12个月内按照规定办理续展手续；在此期间未能办理的，可以给予6个月的宽展期。每次续展注册的有效期为10年，自该商标上一届有效期满次日起计算。期满未办理续展手续的，注销其注册商标。如发生药品商标侵权行为，将依法追究侵权人行政责任、民事责任、刑事责任。

（三）医疗商业秘密和医药未披露数据保护

医疗商业秘密是指在医药行业中，不为公众所知悉、能为权利人带来经济利益、具有实用性并经权利人采取保密措施加以保护的技术信息和经营信息。商业秘密具有明显的财产价值，能通过经济上的利用或转让来实现其价值，属于知识产权的一部分。我国对医疗商业秘密的保护主要采取法律保护和权利人自我保护两种方式。侵犯商业秘密是指不正当地获取、披露和利用权利人商业秘密的行为。我国目前未有专门的商业秘密保护法，有关商业秘密保护的规定分散在《中华人民共和国民法通则》《中华人民共和国合同法》《中华人民共和国劳动法》等法律法规中。

医药未披露数据保护是指对未在我国注册过的含有新型化学成分药品的申报数据的保护，在一定的时间内，负责药品注册的管理部门和药品仿制者既不能披露也不能依赖该新药研发者提供的证明药品安全性、有效性、质量可控性的试验数据。国际公约《与贸易有关的知识产权协议》和我国的《药品注册管理办法》均对医药未披露数据提供保护。

第三节 药事管理的发展

一、宏观环境对药事管理的影响

1.药事管理的法定性不断提高 随着经济全球化步伐的加快，国外药品管理界的许多学者已提出各国药品管理协调的思想。药品管理的国际协调必然要求药事法规的国际协调，所以国际协调是药事法规的发展趋势。

同时，药事法规的相当一部分内容是技术规范的法律化，其调节对象主要是药品，而药品是高科技产品，一方面，健康需求与医疗质量的提供将促使国家药品标准越来越高；另一方面，生物技术、基因工程等新技术的出现与发展将会带来许多新的管理问题，将对传统的管理理念产生冲击，进而影响药事法规。因此，未来的药事法规将会有越来越多的内容涉及上述问题，药事法规的技术性将越来越强。

因此，纵观国内外药事法规，其主要有两大宗旨：一是保证药品安全有效，维护公众健康；二是促进医药产业的快速健康发展。这两个组成部分的协调发展将成为国际药事法规的未来发展趋势。

2. 药品监督管理体系逐步完善，监督管理人员职业素质稳步提升　自国家药品监督管理局成立以来，药品监督管理部门在体系构建和体制建设方面取得较快发展。我国正在不断探索、完善药品监督管理体系，有序的组织结构、明确的部门职责、切实的保障机制将有利于提高药品监督管理的效率和水平。药品监督管理人员的素质直接决定着监督管理的效率和水平，提升监督管理人员的职业素质和执法水平是保证药品安全的关键。药品监督管理人员培训是保持和提高监督管理队伍素质的重要途径，因此，药品监督管理机构的专业性，也体现在监督管理机构要配备相关领域的专业人员，从而保证监督管理工作的准确执行。建立和完善药品监督管理系统教育培训体系，完善与从业人员相关的法律法规至关重要。

3. 借鉴国际先进管理手段和经验，提高我国药事管理效率　借鉴发达国家药品上市后监督管理的经验与方法，完善我国药品上市后监督管理和预警机制。如新加坡药品上市后的监督管理包括"产品供应链完整性监测"以及"药师远程用药指导系统"等，能够最大限度地将药品上市后的被动监督管理变为主动监督管理，提高监督管理效能。此外药物警戒是保证患者用药安全的重要方式。2013年亚太经济合作组织协调中心药物警戒工作组研讨会首次召开，要求各国(地区)政府提高对药物警戒的重视程度，2020年达到"沟通协调、求真务实"的药物警戒管理目标。

4. 管理与实践的结合将更加深入和具体　药事管理学具有综合性，它综合了社会学、经济学、法学和管理学等不同学科，然而药事管理离不开实践。许多药事管理的重要法律法规、制度措施等，都是从事药事管理活动的药师、管理人员等在总结实践经验的基础上提出和完善的。随着CLP、GCP、GMP、GSP及其他医疗机构药事管理规定等法律法规的出台，药事管理的理论、法律法规与相关政策等将与药事管理实践更加紧密地结合在一起。法律法规的制定为药事管理实践活动提供了指导原则与要求，而药事管理实践则为法律法规的完善提供了丰富而生动的素材。随着药事管理法制化程度的不断提高，其严谨性也将越来越高，要求将越来越具体，因此与实践的结合也将更加深入。

5. 执业药师与临床药师队伍将不断壮大　随着公众对合理用药的要求越来越高，药师在整个用药过程中的地位也越来越高，作用越来越重要。近年来，国内外药学有了较大的发展，逐步从过去单一的药品供应模式中脱颖而出，向技术服务型拓展，实现药学服务，对药师提出了更高的要求。国务院2012年颁发的《国家药品安全"十二五"规划》进一步提出完善执业药师制度，严格执业药师准入。

2011年1月，我国印发了《医疗机构药事管理规定》，进一步丰富了医院药事管理的内涵。其中明确提出了"临床治疗团队"的概念，规定了医疗机构应当配备临床药师的数量，以及医疗机构临床药师的工作职责。随着医学的发展，临床专业分工越来越细，临床医生的工作重点更趋向于疾病的诊断，而疾病的治疗趋向于依靠临床治疗团队、各专业分工负责、紧密配合的模式。药师的工作也由传统保障药品供应转变为"以患者为中心"，参与临床药物治疗，监测药物不良反应，促进合理用药为主的工作中。临床药师职责的转变，将促使医院药学以临床药学为核心发展，而临床药师全面参与临床用药将是医院临床药物治疗的发展方向。

由此，加强药师队伍的建设与管理，维护药师的合法权益，增强药师的法律、道德和专业素质，提高药师的执业能力，保证药品质量和药学服务质量，促进合理用药成为我国药师人才队伍建设与发展的目标。

二、药事管理的发展

（一）药事管理的起源

"药事管理"一词将"药事"与"管理"相结合，突出药学专业领域中的管理概念，最早源于美国的商业药学（即药事管理学的前身）。早期的研究内容仅限于与药师密切相关的药房工作实践。

1915年8月，美国国家药房委员会协会与美国药学教师学会联合组建了关于药学考试的专业委员会；1916年，药学考试专业委员会分成六个部门，"商业药学与法学"是其中的一个部门，标志着商业药学的地位得到正式确立；1928年，"商业药学与法学"分委会改名为"药物经济学"分委会；1938年，《联邦食品、药品和化妆品法案》通过，药师的法律意识随之增强；同年召开的药物经济学分委会年会的调查问卷中首次使用"药事管理"一词来表示教师对"管理"的理解；至1950年，美国药学教师学会将所有专业认可文件中有关药物经济学和药物管理学的称谓统一改为药事管理学。

"Pharmacy Administration"一词引入中国后，曾被译为"药房管理""药学行政""药政"等，至1985年，华西医科大学药学院首次将其译为"药事管理"；1986年中国药学会成立药事管理分科学会；1987年国家教育部将"药事管理"列入药学专业必修课；1988年卫生部药政局组织编写的《药事管理学》出版；1989年《医院药剂管理办法》规定，医院需成立药事管理委员会，自此，药事管理的概念被我国药学专业领域广为接受。

现代药事发展普遍认为，药事管理是指对药学事业的综合管理，是运用管理学的基本原理和研究方法对药学事业各部分的活动进行研究，总结其管理活动规律，并用以指导药学事业健康发展的社会活动，是人类管理活动的一部分。药事管理有宏观与微观之分。

1. 宏观药事管理 宏观药事管理是指国家对药事活动的监督管理。其内容包括制定和执行国家药物政策与药事法规，建立健全药事管理体制与机构，建立药品生产、流通秩序，加强药学人员和药品监督管理人力资源管理。通过推进依法行政，科学民主决策，依靠技术支撑，实现队伍保障来实践科学监管。

2. 微观药事管理 微观药事管理是指药事各部门内部的管理。包括人员管理、财务管理、物资设备管理、药品质量管理、技术管理、药学信息管理、药学服务管理等工作。

（二）药事管理学科的形成和发展

我国开设药事管理学始于20世纪30年代。当时，部分高等药学院系中开设了"药物管理法及药学伦理""药房管理"等课程。中华人民共和国成立后，1954年高等教育部颁布的药学教学计划中，将"药事组织"列为必修课程和生产实习内容。1956年各药学院校正式成立了药事组织学教研室，开设"药事组织学"课程。1980年，卫生部药政管理局举办了全国药政干部进修班，正式开设"药事管理"课程。1984年《中华人民共和国药品管理法》颁布后，药事管理学科的发展再度引起广泛重视。从1985年秋季开始，华西医科大学药学、药物化学专业开设了"药事管理学"必修课程，第二军医大学药学院、北京医科大学药学院、西安医科大学药学院也将该课程列为必修课程。1987年，国家教育委员会将"药事管理学"列为药学专业的必修课程，并将其定为该专业的一门主要课程，还制订了课程基本要求。

1993年，吴蓬教授主编的规划教材《药事管理学》出版使用，至2001年，我国高等药学院(系)普遍开设了"药事管理学"课程。

"药事管理学"已被国家教育部门列为药学专业的核心课程，从政策上保证了该学科的发展。目前，各高等医药院校均将其列为必修课程。同时，"药品生产经营质量管理""新药开发管理"等药事管理学系列课程也得到了发展。随着学科的发展完善和人才建设的需要，各大高校也已招收培养药事管理学专业的本科生和药事管理学研究方向的研究生。2002年，经教育部批准，中国药科大学首次在药学一级学科下设置了社会与管理药学博士专业，之后，沈阳药科大学、四川大学、天津大学先后设置了药事管理学博士专业。2005年，中国药科大学获准设立药物经济学博士专业。随着药事管理学科人才队伍的壮大，药事管理科研工作也正在飞速发展。药事管理科研工作者们申报、主持研究课题，发表了大量学术论文，出版了一批药事管理学专著等，为学科建设发展提供了更广的思路。

《中华人民共和国药品管理法》简介

《中华人民共和国药品管理法》是以药品监督管理为中心内容，深入论述了药品评审与质量检验、医疗器械监督管理、药品生产经营管理、药品使用与安全监督管理、医院药学标准化管理、药品稽查管理、药品集中招投标采购管理，对医药卫生事业的发展具有科学的指导意义。

1984年9月20日第六届全国人民代表大会常务委员会第七次会议通过；2001年2月28日第九届全国人民代表大会常务委员会第二十次会议第一次修订，中华人民共和国主席令第四十五号公布，自2001年12月1日起施行；根据2013年12月28日第十二届全国人民代表大会常务委员会第六次会议《关于修改<中华人民共和国海洋环境保护法>等七部法律的决定》第一次修正，自2013年12月28日起施行；根据2015年4月24日第十二届全国人民代表大会常务委员会第十四次会议《关于修改<中华人民共和国药品管理法>的决定》第二次修正，中华人民共和国主席令第二十七号公布，自公布之日起施行。

知识链接

"药品生产许可证"简介

"药品生产许可证"分为正本和副本，正本、副本具有同等法律效力，有效期为5年。"药品生产许可证"应当注明许可证编号、企业名称、法定代表人、企业负责人、企业类型、注册地址、生产地址、生产范围、发证机关、发证日期、有效期限等项目。其中由药品监督管理部门核准的许可事项为企业负责人、生产范围、生产地址。企业名称、法定代表人、注册地址、企业类型等项目应当与工商行政管理部门核发的营业执照中注明的相关内容一致。企业名称应当符合药品生产企业分类管理的原则，生产地址按照药品实际生产地址填写，许可证编号和生产范围按照国家药品监督管理局规定的方法和类别填写。

小　结

药事管理学是一门交叉学科，是药学的一门分支学科，具有社会科学性质。药事管理的任务是保证公民用药安全有效、经济合理、方便及时。药事管理的内容如下：①药品研究管理：药物临床前试验管理、药物临床试验管理。②药品生产管理：针对药品生产过程和体系的管理活动。③药品经营管理：对药品的流通环节进行管理。④药品使用管理：对医疗机构用药的使用管理。⑤药品上市后监督管理：药品质量抽查检验，药品安全性监测，药品上市后再评价。⑥特殊管理药品的管理：对"麻、精、毒、放"的特殊管理。⑦药品的知识产权保护：专利保护、商标保护、医疗商业秘密和医疗未披露数据保护。药事管理的发展受宏观环境的影响，我国药事管理监督管理体系逐步完善，监督管理人员职业素质不断提升，法定性不断提高。药事管理的人才队伍不断壮大，药事管理科研工作正逐步健康发展。

参考答案

→ 目标检测

一、单选题

1.药品生产企业必须执行（　　）。

A.GAP　　　　　B.GLP　　　　　　C.GCP　　　　　D.GMP　　　　　E.GSP

2.药品经营企业必须执行（　　）。

A.GAP　　　　　B.GLP　　　　　　C.GCP　　　　　D.GMP　　　　　E.GSP

3.下列哪一类药不属于特殊管理的药品？（　　）

A.医疗用毒性药品　　　　　　B.麻醉药品　　　C.精神药品

D.非处方药　　　　　　　　　E.放射性药品

二、名词解释

1.药事管理

2.药事管理学

3.麻醉药品

4.精神药品

三、简答题

1.生产过程控制对药品生产质量有何意义？

2.对药品经营企业有哪些管理要求？

3.为什么要开展药品上市后的再评价？

4.简述医药未披露数据的内容及特征。

（海南医学院　　张芳）

参考文献

[1] 毕开顺. 药学导论[M]. 4 版. 北京：人民卫生出版社，2016.

[2] 蔡少青，秦路平. 生药学[M]. 7 版. 北京：人民卫生出版社，2016.

[3] 杨德全. 中药学[M]. 4 版. 北京：人民卫生出版社，2018.

[4] 吴春福. 药学概论[M]. 4 版. 北京：中国医药科技出版社，2015.

[5] 钟赣生，杨柏灿. 中药学(新世纪第五版)[M]. 北京：中国中医药出版社，2021.

[6] 葛淑兰，张彦文. 药物化学[M]. 3 版. 北京：人民卫生出版社，2019.

[7] 李忠文. 药剂学[M]. 3 版. 北京：人民卫生出版社，2018.

[8] 杭太俊. 药物分析[M]. 8 版. 北京：人民卫生出版社，2016.